TRAITÉ POPULAIRE

DE

L'ALIMENTATION

ET

DU RÉGIME

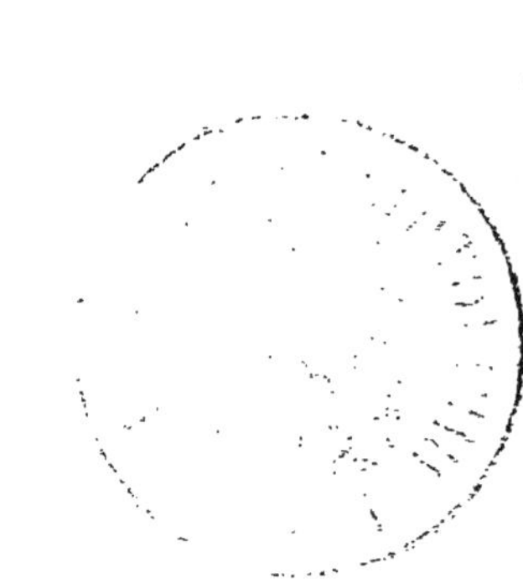

CORBEIL, typographie et stéréotypie de CRÉTÉ.

DE
L'ALIMENTATION

ET
DU RÉGIME

PAR

M. JACQUES MOLESCHOTT

TRADUIT DE L'ALLEMAND SUR LA TROISIÈME ÉDITION

PAR

M. FERDINAND FLOCON

ET REVU PAR L'AUTEUR

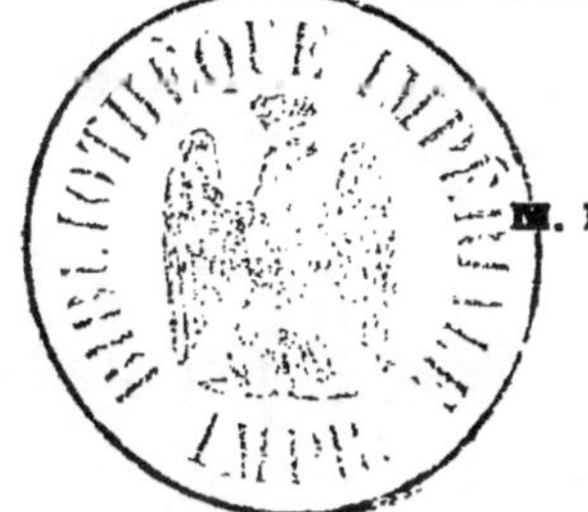

PARIS
LIBRAIRIE VICTOR MASSON

PLACE DE L'ÉCOLE-DE-MÉDECINE

—

1858

Droit de traduction réservé.

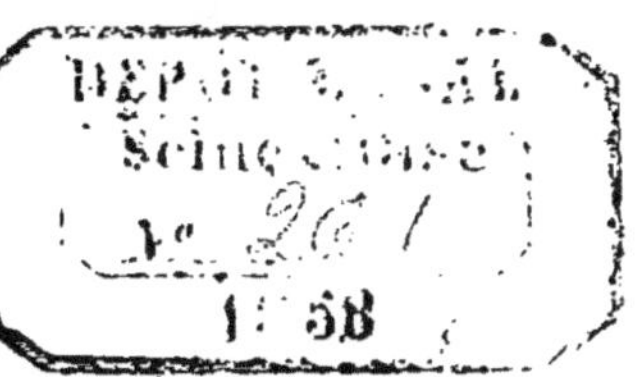

A

MON PÈRE

J. F. G. MOLESCHOTT

Docteur en médecine

PRÉSIDENT DES COMMISSIONS MÉDICALES DU BRABANT SEPTENTRIONAL
ET DE LA VILLE DE BOIS-LE-DUC.

Pendant l'impression de la troisième édition allemande
de ce livre, le 4 novembre 1857, mon père mourait, dans
sa soixante-cinquième année, victime avant le temps, malgré sa constitution vigoureuse, du dévouement qui lui fit
braver, sans jamais se lasser ni se ralentir, les fatigues
attachées à sa profession de médecin. Ses succès nombreux le faisaient trop rechercher, et il ne mettait pas de
bornes à ses sacrifices. Il était un des successeurs des
Boerhaave, des Van Swieten et des Gaubius, si rares de nos
jours ; et plus rares encore ceux qui, comme lui, s'atta-
chent consciencieusement à unir les soins dont ces grands
médecins savaient entourer leurs malades, aux exigences
toujours plus positives de la science moderne.

L'étendue de ses connaissances, son esprit libre, sa remarquable puissance d'observation, l'attention sagace qu'il
portait sur tous ceux qui lui donnaient leur confiance, lui
avaient valu sur tout ce qui l'approchait une influence féconde.

La douleur que me cause sa perte m'appartient, et je
n'éprouve nul besoin de la rendre publique. Mais un souvenir de reconnaissance lui était dû, à cette place, de la
part d'un fils pour lequel il fut ce qu'il a été donné à peu
de pères d'être pour leurs enfants.

Zurich, 21 novembre 1857.

MON PÈRE (1).

Que ces pages dédiées au Peuple, dans le plus large sens du mot, s'ouvrent par une lettre adressée à toi, cher père, plusieurs en seront surpris sans doute, et toi-même aussi peut-être, au premier abord. Mais comme je désirais justifier devant un juge compétent la forme adoptée pour ce traité populaire de l'alimentation, une lettre adressée à un confrère m'a paru plus convenable qu'une préface. Tu ne t'étonneras donc pas si je n'ai pu choisir un autre que toi. Car c'est toi qui, plus qu'aucun de mes maîtres, as appelé mon attention sur ce sujet. Et le lecteur trouvera naturel mon choix, quand il saura que j'ai appris à vénérer depuis longues années l'importance que tu donnes au régime de l'homme dans toutes les conditions de santé.

Mon enthousiasme pour la forme inimitable dont

(1) Cette lettre, qui a servi de préface à la première édition allemande, a été pieusement conservée.

Alexandre de Humboldt a enrichi son Cosmos et ses Vues de la Nature, m'a inspiré le dessein de mettre à la portée de tous les résultats, qui m'ont paru certains, des travaux contenus dans ma Physiologie des aliments (1), destinée aux médecins et aux naturalistes.

La clarté des descriptions, unie à la vivacité qui seule remplace autant que possible l'observation personnelle, sont pour moi les conditions essentielles de la forme. Quant au contenu même de ce livre, je me suis proposé plutôt une idée plastique de l'ensemble qu'une exposition scientifique complète. Celle-ci, j'ai essayé de l'atteindre, autant que me l'ont permis mes forces, dans l'ouvrage que je viens de rappeler. J'ai donc entièrement laissé de côté un certain nombre de substances qui ne sont encore aujourd'hui suffisamment étudiées, ni au point de vue chimique, ni au point de vue physiologique.

Car je n'aurais rien ajouté à la clarté du tableau, si j'avais entrepris de traiter du sulfocyanure de potassium à propos de la salive, de l'acide tannique en parlant des lentilles et des fèves de marais, ou de la lactucine, de la carotine et de l'hespéridine à propos de la salade, des carottes et des oranges.

(1) Darmstadt, chez Leske, 1850.

Je n'ai voulu être complet qu'autant que cela était exigé par l'utilité pratique que le peuple peut trouver dans la description des aliments qui répondent à ses besoins journaliers. C'est là surtout ce qui m'a guidé pour le choix des épices dont il sera question dans ce livre.

J'ai dû m'abstenir également de toute critique démonstrative, même dans les endroits, et je le regrette, où les nouvelles recherches scientifiques m'ont permis un progrès sur ma Physiologie des aliments. Ainsi, quant à la composition chimique des corps albumineux et de la bile, quant à l'effet physiologique du fluide pancréatique, et sur beaucoup d'autres points dont l'énumération serait inutile ici pour les savants, je ne pouvais, ni donner les raisons du parti que j'ai adopté, ni rendre justice aux hommes auxquels la science doit les données positives qui l'ont motivé. Pour le peuple, la valeur de l'individu disparaît, et la plus glorieuse récompense du savant, c'est de voir sa découverte devenir la chose et la propriété de tous.

Certes, j'aurais été très-heureux de pouvoir en plusieurs endroits exprimer ma reconnaissance aux savants auxquels je n'ai pu témoigner ma haute estime que par la manière dont j'ai utilisé leurs découvertes. Et je dois en outre réclamer l'indulgence pour tout ce que je n'ai pu dire, tant à cause de la forme même de l'ouvrage, que par des motifs de diverse nature. Ce que je tiens pour la vérité, je ne pouvais le taire, quoique je sache fort bien qu'un trait caractéristique de l'esprit humain, c'est de s'effrayer des conséquences en petit, tout en admettant leur vérité en grand. Le progrès individuel ne peut avoir d'utilité pour le peuple que si les vérités générales, que la science découvre, pénètrent par la pratique dans la vie réelle. Partant de là, ma plus belle récompense serait que le peuple fût satisfait de ce que j'ai dit, et toi, mon père, de ce que j'ai dû taire.

J'ai encore un désir à exprimer ici, c'est que tu trouves bon que le temps, que des circonstances extérieures ne me permettaient pas de consacrer à mes recherches favorites, je l'aie employé à un ouvrage dont la lecture peut servir à l'utilité et à l'instruction du peuple.

Utilité et instruction du peuple, telle a été, telle est encore la noble devise de toute ta vie.

JACQUES MOLESCHOTT.

HEIDELBERG, 14 mars 1850.

La bienveillance avec laquelle M. Flocon m'a proposé
de traduire mon *Traité populaire sur l'alimentation et le
régime* sera toujours pour moi une des plus belles récom-
penses de mon travail quelle qu'en soit la valeur. Car je ne
crains pas de l'avouer : mon ambition n'a jamais connu
de but plus élevé, que de voir se revêtir d'une forme
française des idées pour lesquelles j'ai, depuis plusieurs
années, engagé la lutte en Allemagne, et dont je suis, en
grande partie, redevable à la France.

Néanmoins j'aurais hésité à accepter la récompense qui
m'était offerte par l'amitié d'un Français, qui pouvait remplir son loisir d'une tâche plus grave, si ce petit livre
n'eût déjà joui ailleurs d'un accueil plus favorable que je
n'avais osé l'espérer, malgré toute la prédilection avec
laquelle j'avais écrit un essai qui devait m'introduire chez
des lecteurs en dehors et au delà du cercle formé par le
public médical.

En effet, lorsque M. Flocon a bien voulu se charger de

cette traduction, l'ouvrage allait paraître pour la troisième fois en Allemagne, et on venait d'en publier une édition anglaise à laquelle je n'avais pas coopéré. Ces succès me font espérer qu'on trouvera excusable le courage qu'il me faut pour débuter, en France, avec ce petit livre qui n'est que le résumé d'un ouvrage plus sérieux et plus étendu, qui traite le même sujet, et dont la seconde édition allemande va sortir de la presse dans quelques mois.

JACQUES MOLESCHOTT.

Zurich, 23 mai 1858.

DE

L'ALIMENTATION

ET

DU RÉGIME.

INTRODUCTION

La nourriture a fait du chat sauvage le chat demes-
tique. L'animal carnivore, à intestin court, est devenu, par l'habitude successive, un être tout différent, à intestin long, capable de digérer les végétaux
dont il ne pouvait se nourrir dans l'état de nature.

Ainsi du plus vorace, du plus faux des animaux,
la nourriture a fait un compagnon des hommes, qui
se joue avec les enfants, et ne laisse apercevoir que
rarement ou seulement pour l'observateur attentif
quelques traces de son ancienne perfidie. Et nous
pourrions nous étonner de voir les peuples devenir
remuants ou paisibles, vigoureux ou énervés, coura-
geux ou lâches, intelligents ou stupides, selon les
aliments dont ils se nourrissent?

Si la nourriture produit le sang, si le sang à son
tour produit la chair, les nerfs, les os, le cerveau, la
nature des aliments ne sera-t-elle pas la condition

nécessaire de l'ardeur du cœur, de la force des muscles, de la solidité des os et de l'activité du cerveau?

Chacun sait que la faim cause des défaillances, le
café trop fort une agitation, le bon thé une animation
salutaire. Et combien de nobles poésies n'ont-elles
pas dû leur inspiration à un vin généreux?

Les temps sont passés où l'on croyait l'esprit indé-
pendant de la matière. Ils passeront aussi, les temps
où l'on a cru voir une humiliation pour l'esprit dans
sa dépendance absolue de la matière.

La chaleur fera-t-elle moins de bien parce qu'on
sait qu'elle est produite par le combustible? La
lumière sera-t-elle moins brillante, parce qu'on peut
mesurer les degrés de l'oxydation qui produit la
flamme? Ou bien les phénomènes de l'affinité chimique produiront-ils une impression moins saisis-
sante parce qu'ils dépendent des conditions insé-
parables de la différence des matières? Les chefs-
d'œuvre de nos mains, le charme de la voix humaine,
la puissance de la pensée perdront-ils leur prix, parce
que la main, la langue et le cerveau en sont les
organes créateurs? Or, sans le boire et le manger, ces
organes n'existeraient pas.

Devrons-nous donc mépriser la nourriture malgré
sa puissance créatrice pour ce que l'homme a de
plus noble, et nous révolter contre la pensée que nous
sommes formés de cette matière dans laquelle la
mort doit un jour nous changer? Ou devons-nous,
en hommes qui se connaissent, nous éclairer sur
l'enchaînement nécessaire qui du boire et du manger

forme tantôt les os, tantôt les muscles et la substance
du cerveau. Le plus noble privilége de notre cerveau
c'est la faculté de comprendre cette évolution. Et
c'est par son puissant développement que l'intelligence humaine peut arriver à ce degré de lumière
où l'on honore la matière qui produit ces organes,
et où l'on ne voit dans la nécessité de manger pour
vivre aucune humiliante dépendance. Un enchaînement de relations par lequel notre corps revit dans la
parure des champs et la fleur des champs dans l'organe
de notre pensée, a-t-il rien qui puisse nous révolter?

Qui comprendra cette loi n'aura plus à en souffrir.
Il ne trouvera plus dans cette parenté avec la matière,
autrefois si humiliante pour lui, que le sentiment sacré
d'une condition nécessaire qui donne à chaque forme
d'adoration divine ou humaine son véritable sens.

Mais il faut bien comprendre cet enchaînement nécessaire entre l'homme et la bête, entre la bête et
la plante, entre la plante et le sol sur lequel elle
fleurit. Et cette expression vague, « l'air nous rafraîchit, » ne doit pas satisfaire l'être auquel une organi-
sation matérielle supérieure donne droit au titre
d'homme qui se connaît lui-même.

Telle est l'idée que j'ai voulu faire comprendre au
peuple dans les feuilles suivantes. J'ai cherché à lui
ouvrir les yeux sur le développement de notre corps,
sur l'espèce et la vertu de nos plus nobles comme
de nos plus vulgaires fonctions.

Je devais appeler les regards sur la matière, qui,
par tant de liens, nous unit à la nature. Peut-être

aurai-je réussi à réveiller l'enthousiasme pour la matière dont le culte fut autrefois un crime.

Pour cela il ne suffisait pas d'une fugitive esquisse tracée en quelques coups de pinceau. Ce n'est que par les détails que l'on peut jeter la lumière sur l'ensemble. Et comme l'esprit n'a sa vie que dans la matière, j'ai dû suivre la matière dans sa route depuis l'estomac jusque dans l'organe de la pensée et même au delà. A partir de ce point, tout changement conduit aux excrétions qui tous les jours abandonnent notre corps pour donner la nourriture à d'autres êtres. Voilà le seul chemin qui nous mène à approfondir et à estimer comme il le mérite le caractère particulier de l'homme. Car l'individualité des caractères dépend de la composition du sang et du cerveau, et madame de Staël a dit avec raison : « Tout comprendre, ce serait tout pardonner. »

Peut-être n'est-ce pas être trop téméraire, que d'espérer que ces feuilles apprendront à supporter la manière d'être des autres, parce qu'on sera en état de la comprendre.

Cet espoir m'a guidé dans l'étude des questions qui ont le plus d'importance dans le cours journalier de la vie. J'ai cherché à écrire pour tous, parce que j'attribue à tous la véritable humanité, et parce que c'est le devoir de l'homme de conquérir l'intelligence par les efforts de la pensée.

LIVRE PREMIER

DE L'ÉCHANGE DE LA MATIÈRE

La nature peut changer, transformer, dissoudre, développer, rajeunir tout, mais non créer ou anéantir. La quantité de matière existante reste toujours la même. Il n'y a cependant sur la terre aucune forme constante, pas même celle de l'homme. La matière qui compose les corps est dans un mouvement éternel. La même matière reparaît toujours sous une autre forme.
GEORGE FORSTER.

LIVRE PREMIER

DE L'ÉCHANGE DE LA MATIÈRE

CHAPITRE PREMIER

DE LA FORMATION DU SANG.

I

Dans les siècles passés, on pressentait et l'on avançait presque instinctivement que le corps humain change sa substance et ses propriétés dans un temps déterminé; cette assertion est devenue, par les découvertes de notre siècle, une vérité démontrée. Sans pouvoir affirmer si, comme on le croit généralement, le corps est renouvelé en sept ans, ou si, comme la science cherche à le prouver, ce changement s'opère en un espace de temps beaucoup plus court, on sait que tous les aliments ne font que passer par notre corps. Ce n'est pas que les choses prises par la bouche soient immédiatement et complétement expulsées par les excrétions. Les différentes matières qui composent nos aliments deviennent la substance essentielle du corps lui-même. Les excrétions sont pour ainsi dire les scories des différents organes, devenues peu à peu inutiles pour les fonctions de la vie.

Les substances alimentaires passent du canal digestif dans le sang, et se changent en sang. Du sang elles passent dans les organes du corps. Là elles subissent de nouveaux changements, pour revenir dans le sang comme matière excrémentitielle. Puis elles sont sécrétées par des organes particuliers du corps et enfin expulsées.

II

Le premier changement que subissent les aliments, c'est la sanguification. L'ensemble de toutes les opérations qui conduisent les aliments et les boissons jusqu'à la formation du sang s'appelle la digestion. Tous les organes du corps qui concourent immédiatement à ces changements, la science les appelle organes digestifs.

De la bouche, dans laquelle des organes particuliers, nommés glandes, répandent la salive par plusieurs canaux, les aliments arrivent dans l'estomac. Là, pendant le temps de la digestion, un liquide acide, nommé suc gastrique, est sécrété par les glandes des parois de l'estomac qui sont plus petites et plus simples, mais plus nombreuses que les glandes salivaires.

Après l'estomac vient l'intestin grêle, dans lequel

de grands organes glanduleux, le foie et le pancréas, versent leurs sécrétions, l'un, la bile, et l'autre, un liquide qui a beaucoup d'analogie avec la salive. Les parois de l'intestin sont tapissées d'une infinité de petites glandes qui produisent le suc intestinal. La dernière partie de l'intestin s'appelle le gros intestin, dont le dernier dixième, l'intestin rectum, se termine par l'anus.

Outre les sécrétions déjà énumérées, se trouve dans tout le canal digestif une quantité considérable de mucus. Ce mucus reçoit, dans diverses parties du canal, d'autres substances qui, en plusieurs endroits, modifient la sienne propre.

La salive, le suc gastrique, la bile, le fluide pancréatique, le suc intestinal et le mucus mêlé à ces liquides sont eux-mêmes des produits du sang. Après en avoir été extraits ou préparés par divers appareils glanduleux, ils passent dans le canal digestif. Et ces mélanges liquides, qui sont eux-mêmes les produits du sang, apportent à leur tour aux aliments tous les changements nécessaires à la formation du sang.

Des principes alimentaires.

III

Pour comprendre ces changements, nous devons étudier les aliments dans leur composition.

Imaginons un aliment composé de telle manière qu'à lui seul il puisse soutenir la vie. Dans la nature, le lait nous offre un exemple de ce genre. Il contient des sels, du sucre, de la graisse et une matière qui ressemble beaucoup au blanc d'œuf, et qui forme la partie substantielle du fromage, la caséine.

Les quatre substances ci-dessus désignées sont autant de types qui sont représentés dans la composition du plus grand nombre des aliments. Je dis : le plus grand nombre, et non : tous. Car, de la graisse ou du sucre, l'un des deux peut manquer, mais non tous deux à la fois. Les sels, la graisse et le blanc d'œuf, ou les sels, le sucre et le blanc d'œuf, sont une combinaison de trois substances ndispensable à la nutrition du corps. Ils sont des exemples empruntés à trois classes de principes alimentaires qui constituent l'essence de toute nourriture.

Si nous désignons ces classes par des noms généraux, nous aurons :

1° Les substances inorganiques ;

2° Les substances organiques privées d'azote ;

3° Les substances organiques azotées.

Or, ces trois classes diffèrent d'abord dans leur composition.

Le chimiste appelle matières primitives ou éléments, toutes les substances qu'il ne peut décomposer, et dont les qualités, hors la forme et la couleur, offrent des différences essentielles.

Les plus importants éléments des principes alimentaires sont:

Le potassium,   Le phosphore,

Le sodium,   Le soufre,

Le calcium,   L'oxygène,

Le magnesium,   L'hydrogène,

Le fer,   Le carbone,

Le fluor,   L'azote,

Le chlore,

tous noms sous lesquels le lecteur ne doit se représenter qu'autant de corps simples, que la science a dû désigner par des noms différents à cause de leurs diverses propriétés.

Les matières premières, depuis la potasse jusqu'au chlore, appartiennent principalement au règne minéral. Elles composent les principes alimentaires inorganiques, c'est-à-dire, ceux qui existent sans le secours médiat ou immédiat d'êtres vivants, comme, par exemple, le sel de cuisine. Les appareils des êtres vivants sont seuls nommés organes, et, à cause de cela, on nomme organiques toutes les matières qui ont besoin de l'activité médiate ou immédiate des plantes ou des animaux pour se former, comme le sucre et l'albumine.

L'azote, le carbone et l'hydrogène reviennent tous trois dans tous les êtres vivants, tandis qu'ils manquent dans beaucoup de minéraux. C'est pour cela qu'on peut spécialement les désigner sous le nom d'éléments organiques. Cependant, ils se retrouvent dans le monde inorganique, aussi bien que les éléments inorganiques se retrouvent dans le monde organique.

Les mitoyens, qui reviennent aussi souvent dans l'un et l'autre règne, sont l'oxygène, le phosphore et le soufre.

IV

Les éléments inorganiques se trouvent dans nos aliments en combinaisons diverses. La plus simple n'en comprend que deux. Le sel de cuisine, qui ne se compose que de sodium et de chlore, en offre un exemple. Une combinaison toute pareille à celle du sel de cuisine est celle qui se compose de chlore et de potassium ; ce dernier corps constitue l'élément principal de la potasse.

Je réunirai sous le nom de chlorures le sel de cuisine ou chlorure de sodium, et le chlorure de potassium qui lui ressemble. Tous deux sont remarquables par leur solubilité dans l'eau.

A cette combinaison de deux éléments appartient aussi le fluorure de calcium qui se retrouve dans une proportion bien moindre dans les céréales, le lait et le sang, et qui est connu ordinairement sous le nom de spath fluor. Il est composé, comme son nom l'indique, de fluor et de calcium. Il ne se dissout dans l'eau qu'à une température élevée et encore fort difficilement.

Il est à remarquer que les chimistes ont refusé au sel de cuisine le nom de sel. Les sels des chimistes n'ont même pour la plupart aucune ressemblance de goût avec lui. C'est pour cela que j'ai dit plus haut que les sels ne sont qu'une partie de la classe des principes alimentaires inorganiques. Le sel du chimiste est une combinaison qui ne se forme pas de deux éléments, mais de deux combinaisons de deux éléments.

Le nombre des sels est très-grand. Pour le sujet qui nous occupe, les oxysels seuls sont importants. Ils se composent d'éléments différents, d'un métal qui forme, avec peu d'oxygène, une base ou un alcali, et d'un corps non métallique qui, avec beaucoup d'oxygène, donne un acide.

Les métaux qui se rencontrent dans les aliments sont le potassium, le sodium, le calcium, le magnésium et le fer. Un caractère distinctif des métaux, c'est qu'ils sont bons conducteurs de la chaleur et de l'électricité, tandis que cette propriété manque dans les corps non métalliques. Ceux-ci, qui se distinguent des métaux par leur moindre pesanteur spécifique, se retrouvent dans nos aliments en plus grande proportion. Le fluor, le chlore, le phosphore, le soufre, l'oxygène, le carbone et l'azote sont tous désignés comme corps non métalliques.

Presque toutes les bases ont un goût caustique comme la chaux. Presque tous les acides ont un goût acide comme l'huile de vitriol ou l'acide sulfurique.

Mais ce goût n'est un caractère indispensable ni pour les bases, ni pour les acides. Ce qui les distingue en effet, c'est la disposition des bases à s'unir aux acides et des acides à s'unir aux bases. Cette combinaison d'une base avec un acide forme un sel. Le tournesol, une étoffe bleue, préparée avec le suc d'un lichen qui nous vient du Nord sous le nom de mousse de Suède, se rougit par les acides et redevient bleu au moyen d'une base ou d'un alcali. Le lecteur me comprendra plus facilement, si, lorsqu'il sera question des bases, il pense à la chaux, et, pour les acides, à l'huile de vitriol.

Lorsque, dans un mélange de base et d'acide, la quantité de base et, par conséquent, ses propriétés particulières prédominent, ce mélange s'appelle sel basique, ou sous-sel; et, au contraire, il se nomme acide ou sur-sel, si l'acide a la prédominance. Lorsque l'acide et la base sont en égale puissance, on nomme le mélange sel neutre.

Les bases des sels de nos aliments sont formées par les métaux. Ceux-ci se trouvent dans les bases liés à une petite quantité d'oxygène.

L'alliance du potassium avec l'oxygène donne la potasse, qui est la base de la potasse du commerce. La soude est composée de sodium et d'oxygène, comme le sel de cuisine est formé de sodium et de chlore. La soude est produite en beaucoup de cas par le sel de cuisine, lorsque l'oxygène en a chassé le chlore.

La potasse et la soude sont nommées spécialement

alcalis. Elles se dissolvent très-facilement dans l'eau.

Le calcium avec l'oxygène forme la chaux, et une matière très-analogue à la chaux, la terre amère ou magnésie, se forme de la même manière par le magnesium et l'oxygène. La terre amère est la base du médicament connu sous le nom de magnésie blanche.

Je comprendrai désormais sous le nom générique de terres, la chaux et la terre amère. Les terres se distinguent principalement des alcalis en ce qu'elles se dissolvent moins facilement dans l'eau, et qu'elles ont moins d'affinité avec les acides.

Le fer combiné avec un peu plus d'oxygène que le calcium dans la chaux donne l'oxyde de fer, lequel, en contact avec l'eau, produit la rouille. Celle-ci est l'opposé des terres et des alcalis par sa propriété d'être insoluble dans l'eau.

Toutes les bases énumérées ci-dessus ne se présentent dans les principes alimentaires que combinées avec les acides et formant des sels. Les acides les plus importants sont formés par les éléments que j'ai nommés, mitoyens entre les matières premières inorganiques et organiques.

Le soufre, avec beaucoup d'oxygène, forme l'acide sulfurique, connu vulgairement sous le nom d'huile de vitriol. Le phosphore, avec une quantité d'oxygène plus grande encore, donne l'acide phosphorique, acide qui, lié à la chaux, produit le phosphate calcique des os. A ces acides se joint encore l'acide carbonique qui s'échappe du vin de Champagne en perles gazeuses. C'est une combinaison de carbone avec moins d'oxygène que n'en contient l'acide sulfurique.

Les sels sont ordinairement désignés par le nom des acides qui entrent dans leur composition. Ainsi toutes les combinaisons d'acide sulfurique et des bases sont nommées sulfates. Quelquefois pourtant on nomme les sels d'après leurs bases. Toutes les combinaisons de potasse et d'acide s'appellent sels de potasse.

Les alcalis, la potasse et la soude se retrouvent, liés aux trois acides ci-dessus désignés, dans nos aliments. Combinés avec l'acide sulfurique, ils forment toujours des sels neutres; avec l'acide carbonique, quelquefois des sur-sels; et avec l'acide phosphorique, toujours des sous-sels ou sels basiques. De tous les sels d'alcali que contiennent nos aliments, les phosphates sont ceux que l'on trouve dans la plus forte proportion. Tous ces sels d'alcali sont facilement solubles dans l'eau.

Parmi les sels de terre prédominent encore les phosphates. Ceux-ci sont toujours basiques, et leur caractère est de se dissoudre difficilement dans l'eau. Ils se dissolvent cependant dans l'eau acidulée. Le sulfate de magnésie se dissout facilement dans l'eau, il n'en est pas ainsi du sulfate de chaux, connu sous le nom de plâtre.

Enfin l'oxyde de fer se trouve dans nos aliments lié à l'acide phosphorique, sous la forme d'un sel basique, insoluble dans l'eau, mais facilement soluble par les acides.

Ainsi les principes alimentaires inorganiques sont : les chlorures et les sels des alcalis, qui se dissolvent dans l'eau, puis les sels des terres et le phosphate ferrique qui, presque tous, se dissolvent très-difficilement ou pas du tout dans l'eau.

V

Les principes alimentaires organiques non azotés consistent en partie dans des combinaisons de carbone, d'hydrogène et d'oxygène qui peuvent se transformer en graisse. Je les appelle, à cause de cela, substances adipogènes. D'autre part, on trouve des graisses déjà formées qui sont également composées de carbone, d'hydrogène et d'oxygène.

Quant à leur composition, les corps adipogènes et les graisses se distinguent essentiellement en ce que ceux-là contiennent l'hydrogène et l'oxygène dans la même proportion dans laquelle ces éléments réunis forment l'eau, c'est-à-dire, sur une partie d'hydrogène, huit parties d'oxygène, tandis que dans les graisses, sur la même quantité d'oxygène, la quantité d'hydrogène est beaucoup plus considérable, et on y trouve une bien plus grande richesse de carbone que dans les corps adipogènes. Ensuite, ce sont les corps adipogènes qui montrent une plus grande constance pour la quantité de carbone, et les graisses pour la quantité d'oxygène. Je mesure partout la quantité par le poids.

Les substances adipogènes les plus importantes sont l'amidon, la dextrine et le sucre, que je réunirai fréquemment sous le nom de substances amylacées. L'amidon ne se dissout que par la cuisson, mais la dextrine et le sucre se dissolvent facilement même dans l'eau froide. La dextrine, qui n'est qu'une espèce de gomme, et le sucre sont connus de tout le monde, et l'amidon n'est autre chose que la fécule des pommes de terre, avec laquelle on prépare la colle d'amidon par l'eau bouillante.

Parmi les graisses je dois nommer d'abord l'oléine, la margarine et la stéarine. L'oléine forme la principale masse de toutes les huiles, elle en représente la partie molle, qui se durcit le plus difficilement par le froid. Mais à côté de l'oléine les huiles contiennent une graisse qui se solidifie plus facilement et que l'on peut obtenir en cristaux nacrés. C'est la margarine. La stéarine enfin est la plus solide de ces graisses. On la trouve principalement dans la graisse de mouton et de bœuf, où elle se trouve mêlée à la margarine et à l'oléine.

Pendant que la plupart des substances adipogènes ont une composition analogue et que le sucre seul contient plus d'hydrogène et d'oxygène que les autres, on trouve dans la stéarine, sur une même quantité d'oxygène, une plus grande quantité d'hydrogène que dans l'oléine, et dans l'oléine plus de carbone et d'hydrogène que dans la margarine.

Les graisses nommées ci-dessus ne sont pas solubles dans l'eau, et comme telles ne peuvent se combiner à d'autres matières sous une forme soluble. Comme elles sont saturées, c'est-à-dire qu'elles n'ont aucune tendance à s'unir à d'autres substances, mais qu'elles tendent, au contraire, à rester, si je puis m'exprimer ainsi, neutres entre les acides et les bases, on peut aussi les nommer graisses neutres, ainsi qu'on nomme sels neutres les sels dans lesquels les bases et les acides se trouvent en équilibre.

Mais si les graisses neutres sont combinées avec des alcalis, elles abandonnent un groupe composé d'hydrogène et de carbone qui est le même pour toutes. Ce groupe se combine avec de l'eau et forme la glycérine. Le reste des graisses neutres, qui en est de beaucoup la plus grande partie, se change en un acide gras qui, avec l'alcali, donne un savon. Ainsi se forment: de l'oléine, l'acide oléique; de la stéarine, l'acide stéarique; et de la margarine, l'acide margarique.

La glycérine, qui naît des graisses neutres traitées par la potasse ou la soude, étant composée de la même manière pour toutes les graisses, il en suit que les acides gras qui restent, doivent offrir entre eux la même gradation que les graisses neutres, quant à leur quantité de carbone et d'hydrogène. C'est-à-dire que l'acide stéarique contient plus d'hydrogène que l'acide oléique, et celui-ci plus de carbone et d'hydrogène que l'acide margarique.

Les combinaisons des acides gras avec la potasse sont les savons de potasse; ceux qui se composent de soude et d'acides gras s'appellent savons de soude. Ainsi on peut regarder les savons comme des sels dans lesquels l'acide est un composé organique non azoté, la base au contraire est un corps inorganique. Tous les savons sont solubles dans l'eau pure.

VI

Une classe de principes alimentaires composés d'un plus grand nombre d'éléments que les corps adipogènes et les graisses, comprend les combinaisons organiques azotées. Je parlerai ici seulement des corps albumineux. Tous les principes alimentaires albumineux contiennent l'azote, le carbone, l'hydrogène, l'oxygène et le soufre. La plupart contiennent en outre du phosphore. Le blanc d'œuf, qui offre à tous nos lecteurs un exemple connu, étant nommé en chimie albumine, a donné son nom à ces substances. Et à bon droit on les a réunies en un seul groupe. Car non-seulement les quantités d'azote, de carbone, d'hydrogène et d'oxygène qui composent leur principale masse, sont à peu près égales, mais elles sont tellement semblables dans leurs propriétés qu'on les avait déjà réunies sous un même nom avant que de nouvelles recherches eussent démontré qu'elles contenaient ces quatre éléments dans une proportion à peu près égale.

Quatre de ces substances : la caséine du lait, la vitelline du jaune d'œuf, la gélatine végétale qu'on extrait des céréales, et la globuline qui forme le cristallin de l'œil ainsi qu'une partie de la substance des globules qui nagent dans le sang, se distinguent des autres corps albumineux en ce qu'elles ne contiennent pas de phosphore.

La quantité de soufre est différente dans chacune, aussi bien que celle du phosphore dans lescorps qui en contiennent. Quant à la quantité du soufre, les corps albumineux suivent une proportion que l'on retrouvera dans la nomenclature suivante en se rappelant que le premier en contient plus que le second, et ainsi de suite, à savoir : le blanc d'œuf de poule, l'albumine du sang, la fibrine qui est contenue dans le sang, la globuline, toutes deux contenant une égale quantité de soufre, la vitelline, la gélatine végétale, la caséine, l'albumine végétale soluble, l'albumine végétale coagulée et la légumine.

La quantité de phosphore la plus considérable se trouve dans la légumine, ensuite dans le blanc d'œuf, qui contient cependant à peine le quart du phosphore que renferme la légumine; viennent ensuite la fibrine et l'albumine du sang. La quantité de phosphore contenue dans l'albumine végétale, soluble ou coagulée, n'est pas encore déterminée. La quantité de phosphore et de soufre est toujours très-petite en proportion de celle des autres éléments.

Il y a des matières albumineuses qui, à l'état frais, se dissolvent dans l'eau ; ce sont l'albumine végétale soluble, la légumine, l'albumine du sang, l'albumine de l'œuf, la globuline et la caséine; la vitelline se dissout très-difficilement, l'albumine végétale coagulée, la gélatine végétale et la fibrine du sang ne se dissolvent pas du tout. Les différentes sortes d'albumine se coagulent par la cuisson dans l'eau, ainsi que chacun le sait par l'exemple des œufs, qui deviennent durs. Il en est de même de la globuline. qui se coagule par la simple chaleur; la légumine et la caséine, par la chaleur avec le secours des acides. On sait combien le lait se coagule promptement s'il s'aigrit à la chaleur.

Tous les corps albumineux ont cette propriété, les insolubles aussi bien que les solubles, après leur coagulation, qu'ils se dissolvent facilement dans une solution de potasse à une température peu élevée, et qu'ils sortent de cette solution par les acides sous une forme solide, c'est-à-dire qu'ils forment ce qu'on appelle un précipité.

La digestion.

VII

La digestion change la nourriture en sang. Elle se réduit toujours à deux opérations : les principes alimentaires doivent d'abord être dissous ou réduits en fragments très-petits, et lorsqu'ils diffèrent des parties du sang, ils doivent subir en second lieu une transformation qui fasse disparaître cette différence. Ces deux changements sont les suites de l'action que la salive, le suc gastrique, la bile, le fluide pancréatique et le suc intestinal exercent sur les chlorures, les sels, les substances adipogènes, les graisses et les corps albumineux. Tous les fluides qui se répandent dans les organes digestifs contiennent proportionnellement une grande quantité d'eau qui, d'après le thermomètre centigrade, atteint une température d'un peu plus de trente-sept degrés. Dans cette eau se dissolvent facilement le sel de cuisine, le chlorure de potassium contenu dans nos aliments, ainsi que les phosphates, les carbonates et les sulfates des alcalis.

Dans le suc gastrique, cette eau contient un acide libre, et par ce moyen les sels de terre, qui presque tous se dissolvent difficilement ou même pas du tout dans l'eau, mais qui sont solubles dans les acides, peuvent arriver à l'état de dissolution.

Le degré de température plus élevé qui est propre aux liquides de notre corps amène la dissolution d'une partie du fluorure calcique. Mais la plus grande partie de ce fluorure et de l'oxyde de fer ne se dissout pas. Aussi retrouve-t-on toujours du fer dans les excréments. Cependant l'acide gastrique joue ici un rôle important en ce qu'il amène à une forme soluble une partie du fer indispensable au sang.

L'amidon n'est pas soluble dans l'eau des liquides digestifs. La salive combinée avec les mucus de la bouche, le fluide pancréatique et le suc intestinal possèdent à un très-haut degré la propriété de changer l'amidon en dextrine et la dextrine en sucre. Et par là, l'amidon non-seulement devient soluble, mais il s'approche du terme des changements qu'il doit subir pour être analogue aux parties substantielles du sang, car le sucre est transformé par la bile en acide lactique, l'acide lactique par un plus long parcours du canal intestinal se change en acide butyrique, et celui-ci est le premier anneau de la chaîne des corps gras qui se rencontrent dans le corps des animaux. L'acide oléique et l'acide margarique se distinguent de l'acide butyrique dans leur composition en ce qu'ils contiennent plus de carbone et d'hydrogène que celui-ci.

La transformation des corps adipogènes en graisse, voilà le résultat de leur digestion. L'amidon et la dextrine se changent en sucre, le sucre en acide lactique, celui-ci en acide butyrique, et ce dernier en d'autres graisses.

La digestion des graisses neutres s'opère principalement par le suc pancréatique, aidé de la bile. Ces deux liquides opèrent une division de la graisse en gouttelettes si fines qu'elles peuvent facilement passer à travers les membranes humectées par la bile. Une autre partie de graisse beaucoup moindre est véritablement dissoute. Car d'abord le carbonate alcalin de la bile produit une saponification des graisses. Puis les graisses neutres, par une plus longue opération du suc pancréatique, se changent en acide gras et en glycérine. Ainsi se forment : de la stéarine, l'acide stéarique et la glycérine ; de l'oléine, l'acide oléique et la glycérine. Les acides gras, en se combinant avec les alcalis, forment les savons ; les savons sont solubles.

Tous les liquides du canal digestif contribuent à dissoudre les corps albumineux. Et presque toutes les substances qui composent ces liquides aident à cette action dissolvante : avant tout, l'acide libre du suc gastrique ; ensuite, l'alcali prédominant de la salive, de la bile, du fluide pancréatique et du suc intestinal ; les matières organiques, l'eau et les sels de tous les sucs digestifs. Par l'acide du suc gastrique, les corps albumineux solubles sont d'abord coagulés, peu à peu ils sont dissous de nouveau, effet que produit aussitôt le suc gastrique sur les corps albumineux non dissous, et dans lequel il est puissamment aidé par les alcalis du suc intestinal et du fluide pancréatique. Mais les agents les plus importants de la dissolution des corps albumineux sont les matières organiques du suc gastrique et du suc intestinal. A la suite de l'action dissolvante des sucs digestifs et des mouvements triturants appelés vermiformes que produit la couche musculaire du tube digestif, on trouve déjà dans l'estomac les aliments changés en une bouillie épaisse nommée chyme, qui devient toujours plus liquide et présente enfin un suc laiteux d'un blanc opaque que les médecins appellent chyle.

Le chyle est essentiellement un mélange de chlorures, de sels, de sucre qui n'est pas encore entièrement changé en graisse, d'acide lactique et d'acide butyrique en dissolution, de graisses divisées et saponifiées et d'albumine soluble. On peut encore considérer ici l'albumine soluble comme représentant des autres corps albumineux, d'autant plus que ceux-ci, après leur liquéfaction, offrent dans leurs propriétés la plus grande analogie avec l'albumine soluble. Malgré cela, ils conservent leur composition primitive.

Le chyle.

VIII

Les principes alimentaires entrés en liquéfaction baignent la surface intérieure de l'intestin. Là courent de nombreux vaisseaux, canaux longs et étroits, à parois grêles, dans lesquels s'infiltre la plus grande partie du chyle. On les nomme pour cela vaisseaux chylifères. Mais comme les parois des vaisseaux chylifères ne sont pas seules perméables aux liquides, et que celles des vaisseaux sanguins de l'intestin le sont aussi, une partie considérable du chyle passe également dans les vaisseaux sanguins de l'intestin. Lorsque la digestion tire à sa fin, les vaisseaux chylifères sont gonflés d'un suc laiteux qui doit sa couleur aux graisses qu'il a reçues. Car lorsqu'aucune graisse n'a été digérée, on ne trouve dans ces vaisseaux qu'un liquide opalin qui mérite à peine le nom de chyle.

Les très-nombreux et très-menus vaisseaux chylifères se réunissent peu à peu en branches plus grosses. A certains endroits ils se rapprochent et, se confondant, s'élargissent en cavités qui se partagent en plusieurs compartiments et se fondent ensemble par la matière qui lie leurs parois. De cette manière ils forment des grumeaux spongieux que l'on a nommés mal à propos glandes mésentériques. Le centre de ces glandes mésentériques consiste dans un entrelacement épais de vaisseaux chylifères qui sortent des cavités de la substance corticale, et qui se terminent en un ou plusieurs troncs. Ceux-ci conduisent, des glandes à des troncs plus forts, le chyle que les vaisseaux ont versé dans les cavités de la substance corticale.

Après que les vaisseaux chylifères se sont confondus en troncs toujours plus gros, ils finissent par n'en plus former qu'un. A ce tronc se réunissent deux vaisseaux qui charrient un liquide aqueux, incolore, provenant d'autres parties du corps, la lymphe. De cette réunion naît un tronc plus gros, le canal thoracique, qui, dans les cavités du ventre et de la poitrine, longe la face antérieure de la colonne vertébrale. Le canal thoracique verse le chyle dans le sang. Il s'enfonce dans l'endroit où la grande veine du cou se réunit à une autre veine qui est cachée par la clavicule gauche. C'est là que s'opère le mélange du chyle et du sang. La composition du chyle, après qu'il s'est infiltré dans les vaisseaux chylifères, diffère peu du liquide que contient la partie inférieure de l'intestin grêle pendant le temps de la digestion. Avant l'endroit où ces vaisseaux avec leurs cavités spongieuses et leurs sinuosités reliées en grumeaux se réunissent en nœuds, les propriétés des liquides de l'un et de l'autre côté des parois des vaisseaux sont à peu près identiques. Mais les proportions des matières qui se trouvent dans ces liquides sont différentes. En effet, le chyle des vaisseaux contient plus d'eau que celui de l'intestin. Par là se facilite le passage des matières du canal intestinal dans les vaisseaux. L'eau des vaisseaux a une grande affinité avec les matières liquéfiées qui baignent les parois de l'intestin. Le chyle de l'homme à jeûn est plus aqueux et plus clair que chez l'homme repu.

Jusqu'à la formation de ces nœuds, les vaisseaux chylifères contiennent une solution alcaline de chlorures et de sels, où prédominent le sel de cuisine et le phosphate de soude, puis un peu de sucre, si les aliments ont contenu des corps adipogènes ou amylacés, des graisses neutres, un peu de savon oléique et margarique, c'est-à-dire des combinaisons d'acide oléique et d'acide margarique avec la soude et la potasse, enfin de l'albumine et de la fibrine.

Ce dernier corps n'est pas complétement identique à la fibrine du sang. Car le principal caractère de la fibrine du sang c'est que, extraite d'un corps vivant, elle se coagule aussitôt d'elle-même, sans qu'on ait besoin d'employer la chaleur ou des acides. La partie de la substance du chyle dont la composition s'accorde avec la fibrine du sang, n'acquiert cette propriété que dans son trajet du canal intestinal aux vaisseaux sanguins. Après que les vaisseaux chylifères se sont réunis en grumeaux spongieux, on trouve que leur contenu se coagule de lui-même. En un mot, la fibrine s'est formée avec toutes les propriétés qui la distinguent dans le sang. Dans les vaisseaux chylifères commence à se former une substance rouge qui contient de l'azote, du carbone, de l'hydrogène, de l'oxygène et un peu de fer. La quantité de fer est beaucoup moindre que celle des quatre autres éléments, mais elle est régulière et indispensable. Il faut donc que cette matière se forme d'un corps albumineux et d'un sel de fer contenu dans le chyle. Cette substance est la cause de la couleur rougeâtre qui souvent distingue le chyle dans la partie supérieure du canal thoracique. A l'air, la couleur rouge augmente. Cette partie du chyle azotée et ferrée se nomme l'hématosine. Aucune autre matière ne produit la couleur rouge du sang.

Nous verrons, en examinant la composition du sang lui-même, à quel point de la sanguification nous sommes ici arrivés.

Le sang.

IX

Dans le sang de l'homme nagent des globules d'une couleur rouge, et des corpuscules blancs, à noyaux, ou granuleux. On nomme les uns globules du sang colorés, et les autres, globules incolores.

Le liquide dans lequel se meuvent continuellement les globules du sang dans les corps vivants,

tient toujours en absorption trois sortes de gaz :
l'oxygène, l'acide carbonique et l'azote.

En outre de ces gaz et de ces globules, le sang offre une dissolution de sels, de corps albumineux, de
graisse et de sucre.

Si l'on fait sortir le sang des veines, il se sépare en
caillot rouge et en un liquide jaunâtre, dans lequel
nage le caillot. Le caillot contient principalement la
fibrine et l'hématosine du sang; le liquide contient
l'albumine et les sels. La graisse se partage entre le
caillot et le liquide.

Cette séparation en caillot et en liquide provient
de la propriété de la fibrine de se coaguler aussitôt que le sang sort d'un corps vivant. En se coagulant, elle entoure les corpuscules du sang, et
c'est ce qui donne la couleur rouge au caillot. Dans
le corps même, la fibrine est dissoute à l'intérieur des vaisseaux sanguins, ce qui est produit en
partie par les sels et l'alcali qui prédomine dans
le sang. Mais seulement aussi en partie, car hors du
corps, les sels et l'alcali ne peuvent retenir la fibrine
à l'état de dissolution. Ainsi paraît justifiée l'assertion
que dans les corps vivants la fibrine abandonne le
sang et les vaisseaux sanguins, avant qu'elle ne soit
mûre pour la coagulation. Hors du corps, la fibrine
subit le même changement dans le sang même et
ne laisse pas de se coaguler, quoiqu'on sache lui
conserver d'une manière artificielle la même chaleur, le mouvement et la privation de l'air extérieur comme pendant la vie. C'est l'oxygène con-

tenu dans le sang qui détermine cette transformation.

Les globules colorés consistent en une membrane blanche, d'un contenu liquide et rouge. La membrane est formée d'une matière albumineuse tellement transparente, qu'elle devient invisible lorsqu'on fait sortir l'hématosine des corpuscules en les lavant dans une suffisante quantité d'eau. La transparence de la membrane laisse apercevoir l'hématosine que contiennent les globules avec les sels, la graisse et l'albumine. Le fer est l'élément qui dans l'hématosine, comme le soufre et le phosphore dans les corps albumineux, accompagne l'azote, le carbone, l'hydrogène et l'oxygène. De la présence du fer dépend la formation de l'hématosine. Aussi le fer est-il utile dans la chlorose, dans laquelle le sang, trop pauvre en hématosine, laisse moins apercevoir à travers la peau les vaisseaux déliés qui la colorent dans l'état de santé. L'hématosine fraîche se dissout dans l'eau et plus facilement encore dans les alcalis, qui peuvent même la dissoudre lorsqu'elle est sèche. C'est donc l'alcali du sang qui facilite la solution de l'hématosine.

Aucune matière albumineuse n'est dissoute dans le sang en aussi grande quantité que l'albumine propre, qui se coagule hors du liquide par la cuisson. L'albumine du sérum se comporte à la chaleur de l'eau bouillante tout à fait comme le blanc d'œuf.

Des traces de caséine accompagnent l'albumine.

Le sang frais montre à l'épreuve du tournesol une propriété alcaline qu'on doit attribuer à la présence du phosphate de soude. Parmi les sels du sang prédominent le phosphate et le bicarbonate de soude. A ces sels se joint une combinaison de potasse avec les mêmes acides, en outre des sulfates alcalins et des phosphates de chaux, de terre amère et d'oxyde de fer, tous sels qui sont voiturés avec le chyle dans le sang. On a réussi dans ces derniers temps à démontrer en outre la présence du fluorure de calcium dans la composition du sang.

Ainsi que l'albumine proprement dite est représentée le plus abondamment parmi les corps albumineux du serum, de même le sel de cuisine ou le chlorure de sodium est la plus abondante des matières inorganiques. Au chlorure de sodium se joint le chlorure de potassium, mais en proportion moindre.

Lorsqu'on analyse le sang frais, comme il sort des veines, on y trouve de l'oléine et de la margarine. Mais ces substances se décomposent très-rapidement sous l'influence des parties albumineuses et des carbonates alcalins, et l'on trouve des savons oléique et margarique.

On trouve aussi un peu d'une graisse qui, par son contenu d'azote et de phosphore, et une autre qui, par son phosphore, se distinguent des graisses végétales et animales les plus communes. Une substance intermédiaire entre les graisses et la cire, qui comme les graisses neutres du sang est composée seulement de carbone, d'hydrogène et d'oxygène, s'en distingue en ce qu'elle contient moins d'oxygène et n'est pas saponifiable. Elle a reçu le nom de cholestérine (graisse de la bile). Sa présence a été démontrée par hasard pour la première fois dans la bile.

Le sang renferme du sucre, mais seulement en très-petite quantité. Avant de se mêler au sang, il est pour la plus grande partie changé en graisse.

Pour donner une idée des proportions des différentes parties du sang, il suffira du tableau suivant en nombres ronds. Mille parties de sang humain contiennent :

Albumine.	67
Corpuscules du sang	131
Fibrine.	2
Graisse.	3,5
Chlorures et sels.	7,5
Eau.	789
TOTAL.	1000

CHAPITRE II

DE LA FORMATION DES PARTIES SOLIDES
DU CORPS HUMAIN.

X

Le cœur amène le sang dans toutes les parties du
corps humain. Tandis que le cœur se contracte régulièrement, il chasse le sang dans des vaisseaux qui
ont aussi une pulsation régulière et qu'on nomme
artères. Celles-ci se partagent en branches toujours
plus menues et, à la fin, si déliées qu'on leur a donné
le nom de vaisseaux capillaires. Ces vaisseaux parcourent les divers organes de notre corps en nombre
excessivement considérable. C'est par ces artères
que toutes les parties du corps reçoivent le sang artériel.

La paroi des vaisseaux capillaires laisse partout
suinter la partie soluble du sang. La solution qui a
traversé la paroi s'appelle suc nutritif. Comme on
nomme eaux-mères les liquides dans lesquels se forment des cristaux, on peut aussi donner au suc nutritif le nom de suc-mère des parties solides du corps.
Car toutes les vésicules ou cellules, toutes les fibres

et les dépôts amorphes qui composent les diverses parties solides ou les tissus, se développent des matières dissoutes dans le suc nutritif. Ce suc-mère doit immédiatement son origine au sang.

XI

Comme la transsudation du suc nutritif est due aux 789 millièmes d'eau que le sang contient, il en résulte que toutes les parties solides de notre corps sont imprégnées d'eau, et la plupart même très-abondamment. Mais l'eau du sang ne transsude jamais à travers les capillaires sans charrier des sels. On trouve une certaine quantité de substances inorganiques du sang dans tous les tissus. Quelques-unes d'elles sont remarquables par une affinité toute particulière avec certains tissus. Ainsi le phosphate de chaux a dans les os la prédominance non-seulement sur toutes les matières inorganiques, mais encore sur toutes les autres substances. Non moins évidente est l'affinité du sel de cuisine et des cartilages. De leur côté, les muscles possèdent une si grande quantité de chlorure de potassium, que la proportion du chlorure de potassium et du chlorure de sodium, ou sel de cuisine, s'y trouve complétement renversée. Le sang contient plus de sel de cuisine que de chlorure de potassium; les muscles, au contraire, beaucoup plus de chlorure de potassium que de sel.

Une substance inorganique qui ne se rencontre

dans le sang qu'en très-petite quantité, mais qui pourtant dans certains tissus est une matière nécessaire à leur formation, c'est le fluorure de calcium. Les os et les dents recueillent du sang cette matière en quantité suffisante. Ici encore on peut reconnaître une de ces affinités particulières des tissus avec certains composés inorganiques du sang.

Il est possible que le carbonate de chaux, qui est insoluble dans l'eau et dont on n'a pas jusqu'ici démontré la présence dans le sang, ait pourtant traversé celui-ci pour arriver dans les os. Car l'acide carbonique du sang et le chlorure de potassium peuvent tenir en dissolution de petites quantités de carbonate de chaux. Mais une partie du carbonate de chaux se forme du sulfate de chaux, qui arrive dans le sang avec l'eau potable et d'autres aliments. Le sulfate de chaux se décompose avec le carbonate de soude, de sorte qu'à côté du sulfate de soude il se forme du carbonate de chaux. Cette nouvelle combinaison est encore une propriété caractéristique des os.

XII

En compagnie d'une petite quantité de la plupart des substances inorganiques du sang, l'albumine dissoute dans le suc nutritif est transsudée dans presque tous les tissus.

Mais aussi à l'égard des corps albumineux règnent des lois fixes d'affinité, qui règlent leur répartition d'une manière constante. Ainsi le cristallin de l'œil s'approprie la globuline du sang, les parois des vaisseaux sanguins, la caséine, et le tissu des muscles, la fibrine. Cette dernière ne s'accorde pas tout à fait avec la matière du sang qui porte le même nom. Car elle n'est pas dissoute dans les muscles, où elle forme au contraire les fibres, qui sont propres à la chair. La fibrine des muscles se dissout dans l'eau qui contient un millième d'acide hydrochlorique, tandis que la fibrine coagulée du sang ne s'y dissout pas.

L'empire de ces lois d'affinités s'étend beaucoup plus loin, si l'on considère les tissus qui contiennent des matières albumineuses transformées. A celles-ci appartiennent la corne, les substances collagènes et la matière des fibres élastiques.

La corne est composée d'azote, de carbone, d'hydrogène et d'oxygène dans la même proportion que les mélanges albumineux. D'ordinaire elle contient un peu moins de carbone, mais un peu plus d'azote et d'oxygène que les corps albumineux dont elle provient. Quelques espèces de corne se distinguent en outre par la très-grande quantité de soufre qu'elles contiennent. Elle forme l'enveloppe de la surface extérieure et de toutes les cavités intérieures de notre corps. Car l'épiderme, les ongles, les cheveux et l'épithélium de la membrane muqueuse qui revêt les cavités intestinales, la trachée-artère, la bouche et d'autres parties intérieures de notre corps, sont formés par la corne. Ces parties, nommées substances cornées à cause de leur rapport avec la corne de bœuf, présentent des différences extérieures très-grandes, mais elles sont analogues dans leur composition : malgré cette analogie, elles sont loin de se ressembler de tous points. Car, outre les différences peu considérables de leurs propriétés, elles contiennent des quantités diverses de soufre, élément que l'on trouve dans toutes joint à l'azote, au carbone, à l'hydrogène et à l'oxygène. L'épiderme et l'enveloppe de la membrane muqueuse contiennent moins de soufre, les ongles davantage et les cheveux encore plus. Ces derniers sont le plus difficilement solubles dans l'acide acétique. Toutes les matières cornées ont ce point de rapport qu'elles sont, comme les corps albumineux, facilement dissoutes dans une légère lessive de potasse, et y sont précipitées ensuite par les acides.

Il y a deux sortes de substances collagènes. L'une se trouve dans les cartilages et donne la chondrine, l'autre dans les os et donne la glutine.

On obtient la glutine des os, en les faisant cuire dans l'eau. Lorsqu'on a de cette manière préparé une solution chaude saturée de gélatine, elle donne en se refroidissant une gelée épaisse, qui se gonfle dans une addition d'eau froide et qui se dissout de nouveau par la cuisson. En un mot, cette matière est ce qu'on appelle la colle forte, qui joue un rôle si important dans la vie ; c'est encore elle qui forme en gelée le jus savoureux qui sort du veau rôti. Cependant la colle n'est pas contenue dans les os à l'état de gélatine, mais la cuisson apporte dans la substance organique de ces étais principaux de notre corps une légère transformation dont le résultat est la gélatine. C'est pour cela qu'on nomme les os tissus collagènes, nom qui s'applique avec raison à beaucoup d'autres parties de notre corps, notamment aux tendons, aux ligaments et à la matière intercellulaire très-répandue et finement plissée qui revêt la plupart des organes de notre corps et la relie ensemble. A cause de cette propriété on la nomme tissu conjonctif. La peau qui est placée sous l'épiderme et la membrane qui couvre les poumons, l'intestin, les muscles, les nerfs, les os et beaucoup d'autres organes consistent pour la plus grande partie en cette matière conjonctive, qui, aussi bien que les os, donne de la gélatine à la cuisson. Dans les os nous avons une preuve très-claire de la grande affinité des tissus collagènes et du phosphate de chaux.

L'azote, le carbone, l'hydrogène et l'oxygène avec une très-petite quantité de soufre composent la glutine. Elle contient plus d'oxygène que l'albumine. Dissoute dans l'eau chaude, elle n'est pas précipitée par l'acide acétique.

Comme la glutine provient de la cuisson des os, la chondrine est obtenue en faisant bouillir les cartilages pendant un temps prolongé. Elle contient les mêmes éléments que la glutine, mais dans une autre proportion. Elle est encore plus riche en oxygène et par conséquent beaucoup plus riche que les corps albumineux. Pendant qu'elle s'accorde avec la glutine en ce que toutes deux forment une gelée en se refroidissant après leur dissolution dans l'eau chaude, il y a cette différence essentielle de la chondrine, qu'elle donne un précipité dans une solution aqueuse par l'acide acétique concentré. Elle montre une grande affinité avec le sel de cuisine et le sulfate de chaux.

Tandis que la corne et la gélatine offrent par leur composition une analogie essentielle avec les corps albumineux du sang sous le rapport du soufre qu'elles contiennent, cette ressemblance manque à la substance des fibres élastiques. Mais quant à l'azote, au carbone, à l'hydrogène et à l'oxygène, ils se retrouvent dans cette dernière substance en proportion telle qu'elle rappelle aussitôt les corps albumineux malgré les différences que nous allons signaler.

Elle se distingue par un moindre contenu d'oxygène, et ainsi elle possède beaucoup moins de cet élément que la corne et surtout les substances collagènes. Ce qui prouve que les fibres élastiques, quant à leurs propriétés, s'éloignent le plus des corps albumineux, c'est leur complète insolubilité dans l'eau, liée à leur résistance pour l'acide acétique et la potasse. Elles se conservent des jours entiers dans ces deux dissolvants sans s'y altérer.

Les fibres élastiques se trouvent en grande quantité dans les ligaments qui unissent les os de la colonne vertébrale, dans les poumons, dans les parois de nos artères; elles sont disséminées dans beaucoup d'autres endroits de notre corps, surtout dans quelques parties de la peau, qui se distinguent par les variations de leur étendue.

Il est facile de prouver que la corne, les matières collagènes et la substance des fibres élastiques sont regardées avec raison comme dérivées des corps albumineux. En effet, si on ne compte pas une très-petite quantité de graisse qui contient de l'azote et du phosphore, il ne se trouve point de mélanges azotés dans le sang, excepté les matières albumineuses, qui d'ailleurs renferment du soufre. La corne et la gélatine, qui en contiennent toutes deux, ne peuvent donc devoir leur origine qu'aux matières albumineuses du sang. Par cette seule raison, on pourrait supposer que la graisse azotée du sang produit la substance des fibres élastiques. Mais la quantité de ces graisses azotées est beaucoup trop petite, pour que l'on puisse en faire dériver la quantité considérable des fibres élastiques de notre corps. Et comme on ne trouve aucune de ces matières à cet état-là dans le sang sain, la conséquence inévitable est que les corps albumineux sont les seuls producteurs de la corne, de la gélatine et des fibres élastiques. Notre épiderme, les cheveux et les substances collagènes, qui dépassent en contenu d'oxygène les corps albumineux, ne peuvent en provenir qu'en acquérant de l'oxygène. La peau et les cheveux, les os, les cartilages, les ligaments, les tendons, les vaisseaux et les nerfs sont les produits directs d'une combustion partielle du sang.

XIII

Dans les tissus frais, la graisse ne se présente que sous la forme de graisse neutre, comme l'oléine et la margarine.

On trouve difficilement une place de notre corps où ces graisses neutres manquent entièrement. Cependant les poumons sont très-pauvres en graisse, les dents encore plus. La graisse abonde sous la peau, dans les os comme moelle, dans le mésentère, auquel est attaché l'intestin, dans la cavité abdominale, dans la cavité de l'œil et dans le sein des femmes. Les formes molles et rondes des femmes et des enfants doivent s'attribuer principalement au coussin de graisse qui donne à leur peau un doux contour. Chez l'homme, cette graisse est beaucoup moins abondante sous la peau; aussi les formes des os et des muscles de l'homme se prononcent en angles et en lignes beaucoup plus dures.

L'oléine et la margarine sont réparties dans quelques endroits du corps en proportions très-différentes. La margarine se solidifiant plus facilement que l'oléine, la graisse de notre corps est d'autant plus molle et plus fluide que l'oléine prédomine sur la margarine, comme dans la moelle des os et dans la graisse sous la peau. Dans la graisse solide, celle, par exemple, qui entoure les reins, il y a plus de margarine que d'oléine.

La cholestérine du sang se retrouve comme telle dans le cerveau. Mais le cerveau contient en outre l'oléine, la margarine et une graisse dans laquelle le carbone, l'hydrogène et l'oxygène s'unissent à l'azote et au phosphore. Sans cette graisse particulière, le cerveau ne peut exister. La présence de cette graisse cérébrale dans le sang, aussi bien que dans le jaune d'œuf, est de la plus haute importance pour expliquer le développement du cerveau.

XIV

Le sucre revient comme une partie constante de la substance du foie. La chair du cœur contient aussi une espèce particulière de sucre, l'inosite, que l'on retrouve encore dans les poumons, le foie, la rate et surtout en grande quantité dans les reins.

L'acide lactique, matière soluble dans l'eau, qui renferme du carbone, de l'hydrogène et de l'oxygène exactement dans les mêmes proportions que le sucre du raisin, se retrouve dans la chair des muscles en quantité considérable. L'action de la bile peut changer le sucre en acide lactique. Il est plus que probable que dans la chair aussi l'acide lactique se développe du sucre et notamment de l'inosite. En un mot on trouve aussi dans les tissus, mais en petite quantité, les corps adipogènes.

CHAPITRE III

XV

Toutes les fonctions qui se rattachent au développement des parties solides de notre corps sont désignées par le médecin comme la nutrition proprement dite. Mais on ne doit pas regarder toutes les substances qui transsudent du sang par les capillaires comme les producteurs des parties solides. Une très-grande partie des substances transsudées n'est pas un suc nutritif pour les tissus, mais elle reste un liquide qui, extrait du sang, ou préparé à ses dépens par des organes particuliers, est recueilli dans des réservoirs, et de là versé dans les cavités du corps ou expulsé. Souvent ces réservoirs ne sont que des canaux, qui s'appellent les conduits excréteurs des organes, tandis que ces derniers eux-mêmes se nomment des glandes. Dans d'autres cas ces issues conduisent, avant qu'il ne soit reversé, le liquide dans des cavités de la forme d'une outre, et que l'on nomme vésicules ou vessies. Ainsi, il y a une vésicule séminale, une vésicule du fiel èt la vessie de l'urine.

Les liquides, extraits du sang et recueillis par les glandes, ont en partie une utilité spéciale et immédiate pour le corps, en ce qu'ils rendent possible la reproduction et la digestion. Tous ces fluides, qui coopèrent à ces deux fonctions si importantes, autant pour l'individu que pour l'espèce, on les réunit sous le nom de sécrétions. Dans tous les fluides sécrétés, il y a une quantité d'eau plus ou moins grande : l'eau est la condition principale de toute transsudation.

XVI

Parmi les produits de la sécrétion, l'œuf se rapproche le plus des tissus par sa solidité et sa valeur pour la conservation de l'espèce. Il forme à cause de cela une transition des tissus aux sécrétions.

Comme l'œuf de la femme, au premier degré de développement, ne peut être observé qu'après un agrandissement suffisant, il est encore incomplétement étudié. Tout ce que l'on sait de certain, c'est qu'il est composé d'un corps albumineux, de vitelline à laquelle se joignent l'oléine, la margarine, la graisse cérébrale phosphorée, la cholestérine, le sucre et les parties inorganiques du sang.

XVII

La semence de l'homme n'a pu de même être soumise qu'à des recherches chimiques très-imparfaites. Mais ses principales substances sont une combinaison d'albumine et de soude et une matière cornée. L'une est dissoute dans le fluide, l'autre forme une partie très-essentielle des corpuscules solides et très-mobiles de la semence, qui sont désignés comme fils spermatiques.

La semence contient aussi de la graisse et des parties inorganiques, mais on n'en a étudié ni les propriétés ni les proportions. Les fils spermatiques sont très-riches en phosphate de chaux.

XVIII

Une combinaison albumineuse que l'on trouve en très-petite quantité dans le sang, s'amasse abondamment dans le sein ou dans les glandes lactifères des femmes à la fin de la grossesse et après l'accouchement. C'est la caséine qui forme pour l'enfant un principe alimentaire important.

La caséine est ce corps qui, après la cuisson, se sépare lentement du lait et monte à sa surface où il s'épaissit en une sorte de peau plissée, ridée, qui se renouvelle aussi souvent qu'on l'enlève après sa formation. Mais la caséine se sépare promptement et complétement sous la forme de flocons épais, si le lait, qui est ordinairement alcalique à l'état frais chez la femme, est chauffé avec un acide, l'acide acétique par exemple. Sous ce traitement, le lait se sépare en une partie solide qui, outre la caséine, contient beaucoup de graisse, et en un liquide, dans lequel sont contenus le sucre de lait, le reste de la graisse du lait ou du beurre, des matières inorganiques et l'acide qu'on y a ajouté. Ce liquide n'est autre chose que le petit-lait, ou sérum.

Le sucre de lait est un corps adipogène comme le sucre de raisin. Il se distingue du sucre de raisin en ce que la levure ne lui donne pas de fermentation vineuse. Cette fermentation consiste dans le changement du sucre de raisin en esprit-de-vin et en acide carbonique. Mais les acides rendent le sucre de lait également fermentescible. Le sucre de lait cristallisé se dissout dans l'eau, et se compose, comme l'acide lactique, de carbone, d'hydrogène et d'oxygène dans les mêmes proportions que le sucre de raisin.

Un caractère du sucre de lait, c'est d'avoir à peine une saveur douce. Ici encore nous voyons, comme déjà dans l'étude des acides et des sels, que le goût est un indice trompeur pour les distinctions chimiques. Comme on trouve dans le chyle et dans le sang le sucre de raisin, qui pour la composition et les propriétés ressemble beaucoup au sucre de lait, il faut que celui-ci dérive du sucre et des substances amylacées de nos aliments qui se changent en sucre.

Si l'on parle du beurre dans l'usage journalier de la vie, on donne à ce mot un sens beaucoup plus étendu que ce que les chimistes appellent butyrine. Dans ce dernier sens, il faut comprendre une graisse neutre, fluide à la température ordinaire, et qui, traitée par les alcalis, donne un savon, dont l'acide, à l'état libre, est très-volatil, et possède une forte odeur de beurre rance. Aussi a-t-on nommé cet acide, acide butyrique. Mais dans le beurre, la butyrine des chimistes est mêlée à l'oléine e tà la margarine, et si l'on saponifie le beurre, on n'obtient pas seulement les sels alcalins des acides oléique, margarique et butyrique, mais encore trois autres acides gras, lesquels, comme l'acide butyrique, se distinguent par leur volatilité et leur odeur piquante. Ces trois derniers s'appellent acide capronique, acide caprylique et acide caprinique.

Tandis que de tous les acides gras qui se trouvent mêlés dans notre corps à la glycérine ou aux alcalis, l'acide butyrique est celui qui, en proportion de la quantité d'oxygène, contient le moins de carbone et d'hydrogène, ces deux éléments se retrouvent en proportion plus forte dans les trois autres acides volatils du beurre, et leur richesse progressive s'établit dans l'ordre où je les ai nommés.

Comme le lait contient parmi les matières inorganiques le sel de cuisine, le chlorure de potassium qui lui ressemble, et les phosphates de potasse, de chaux, de terre amère et d'oxyde de fer, les bases et les acides les plus importants sont représentés à côté des chlorures du sang, c'est-à-dire ceux pour lesquels différents tissus possèdent une affinité particulière et clairement marquée.

XIX

Nous avons déjà parlé de la salive, du suc gastrique, de la bile, du fluide pancréatique et du suc intestinal, selon leur ordre d'activité dans la digestion. Leur composition chimique, sans parler de leur action sur les principes alimentaires, mérite que nous nous en occupions brièvement, car ils tiennent une place importante parmi les substances que le sang fait transsuder à travers les parois des vaisseaux capillaires.

Une matière qui ressemble aux corps albumineux et qui a reçu le nom de ptyaline, les oléates et les margarates des alcalis, la cholestérine, une graisse phosphorée, et toutes les substances inorganiques qui sont contenues dans le sang, indiquent clairement l'origine de la salive qui se trouve mêlée avec du mucus dans la bouche.

Dans la salive, telle qu'elle sort des glandes salivaires, l'alcali prédomine. Les liquides de la bouche donnent souvent une réaction acide. La raison n'en est pas suffisamment connue, car d'après les recherches les plus récentes, le mucus de la bouche sans mélange de salive doit posséder une propriété alcaline.

XX

Le suc gastrique que fournissent les glandules de l'estomac, contient aussi une substance organique, laquelle, comme les corps albumineux, n'est ni acide, ni alcaline. Elle se compose d'azote, de carbone, d'hydrogène, d'oxygène et de soufre, et, quoique séparée des substances albumineuses par quelques propriétés peu essentielles, il faut pourtant l'en faire dériver.

Comme on ne saurait nier que cette combinaison exerce une action très-importante sur la dissolution des corps albumineux dont la digestion est une des premières conditions de la sanguification, elle mérite plus que toute autre le nom de substance digestive ou pepsine.

Cependant la substance digestive est puissamment aidée dans son action dissolvante par un acide libre auquel le suc gastrique doit sa propriété de rougir le papier de tournesol. D'après les nouvelles recherches, il faut regarder cet acide comme un acide inorganique composé de chlore et d'hydrogène.

Parmi les substances inorganiques du suc gastrique, il faut nommer des chlorures de sodium et de potassium, de calcium, de magnésium et de fer, à côté des phosphates de chaux et de magnésie.

XXI

Dans la sécrétion du foie sont contenus deux acides organiques particuliers, dont l'un, composé seulement d'azote, de carbone, d'hydrogène et d'oxygène, se nomme acide cholique. L'autre ajoute à ces principes une quantité assez notable de soufre. Il se nomme acide choléique. Il est représenté plus abondamment dans la bile de l'homme que l'acide cholique. Si le foie manque, on ne trouve pas une trace de ces acides dans le sang. Ils ne sont donc pas formés dans le sang, mais c'est le foie qui les prépare.

Un goût d'amertume douceâtre est propre nonseulement à ces acides, mais aussi à leurs sels de soude; sous cette dernière forme, ils sont solubles dans l'eau.

La composition des deux acides ne permet pas de douter que la substance albumineuse du sang ne soit nécessaire à leur formation.

L'oléine, la margarine et la cholestérine accompagnent les combinaisons des acides cholique et choléique.

La bile doit aux substances colorantes azotées organiques sa couleur jaune verte, où le brun et le vert l'emportent tour à tour, et sa propriété alcaline au phosphate de soude, sel dans lequel l'alcali domine. Les autres substances inorganiques sont le sel de cuisine, le chlorure de potassium, les carbonates alcalins et les phosphates de chaux, de terre amère et d'oxyde de fer.

XXII

Le fluide pancréatique est si riche en albumine qu'il se coagule par la chaleur presqu'aussi complétement que le blanc d'œuf. La qualité alcaline de cette sécrétion doit contribuer beaucoup à faire passer avec elle autant d'albumine du sang dans les cellules de la glande pancréatique. Cependant l'albumine pancréatique ne ressemble pas exactement à celle du sang. Dissoutes dans l'eau, toutes deux sont également précipitées par l'alcool, mais l'albumine du sang précipitée par l'alcool et séchée ensuite ne se redissout pas dans l'eau, l'autre au contraire se dissout très-bien.

Outre la margarine et quelques autres substances organiques très-imparfaitement explorées jusqu'ici, parce qu'il est difficile de se procurer du fluide pancréatique, on trouve dans ce fluide du sel de cuisine, du chlorure de potassium, des sulfates, des carbonates et des sulfates alcalins, et de la chaux en combinaison avec les acides carbonique et phosphorique.

XXIII

A tous les fluides digestifs est mêlée une certaine quantité de mucus, qui par lui-même est alcalin dans la bouche, tandis que dans l'estomac à jeun il n'est ni acide ni alcalin. Dans l'intestin ce mucus est mêlé non-seulement à la salive, au suc gastrique, à la bile, au fluide pancréatique, liquides digestifs venant de haut en bas, mais encore à une sécrétion particulière, extraite du sang par les glandules des parois de l'intestin. Mais ces glandules sont petites, la masse de leur sécrétion peu considérable, celle des autres liquides digestifs auxquels elle se mêle est au contraire très-forte. Aussi ne sait-on rien de ce suc intestinal pur, sinon qu'il possède une réaction alcaline.

Une substance particulière, nommée mucine, qui se dissout difficilement dans l'eau, mais qui s'y gonfle, et donne au mucus sa propriété filante, et des cellules cornées détachées de la surface intérieure de la cavité intestinale, sont contenues dans le mucus avec du sel de cuisine, du carbonate, du phosphate et du sulfate de soude, du phosphate et du carbonate de chaux et de l'oxyde de fer.

CHAPITRE IV

DES EXCRÉTIONS.

XXIV

Une propriété fondamentale des substances organiques de notre corps, c'est d'être extrêmement peu constantes dans leur composition. L'activité de l'échange des substances s'exerce, au moyen d'un éternel mouvement de va-et-vient, dans un cercle qui embrasse beaucoup plus que les phénomènes de la nutrition de l'homme. La vie des plantes et des animaux n'est pas seulement une émanation immédiate de ce changement continuel de la matière : toute vie organique est un éternel enchaînement de combinaison et de décomposition des substances dans lesquelles se manifestent des forces supérieures et inférieures agissant ensemble dans un accord nécessaire. Des aliments qu'elles empruntent au sol et à l'air, les plantes forment les substances dont se nourrissent les animaux herbivores, qui en produisent à leur tour la chair dont vivent les espèces carnivores ou celles qui consomment à la fois les plantes et la chair. Mais ce que l'homme, les animaux, les plantes abandonnent sans cesse, par une décomposition multiple pendant la vie et après la mort, retourne à l'air et au sol pour fournir aux plantes de nouveaux principes alimentaires. Ici recommence l'ancien voyage, une circulation éternelle sans repos.

Je dis : déjà même au sein de la vie cette décomposition trouve place, car déjà dans les tissus commence une décomposition des parties organiques. L'oxygène de l'air que nous respirons continuellement est conduit vers toutes les substances de notre corps. Mais aucune substance n'agit plus puissamment que l'oxygène sur le développement et la destruction des combinaisons organiques. Aucune combinaison organique de notre corps ne résiste à l'action constante de l'oxygène que les plantes versent à l'air comme une source inépuisable. Albumine, gélatine et graisse, fibrine et sucre, toutes se décomposent peu à peu dans des combinaisons plus richement oxygénées. Sorties des tissus, elles retournent au sang, pour en être extraites par des glandes, puis rassemblées dans des réservoirs et enfin expulsées. Cette expulsion est 'excrétion.

XXV

Je le répète, c'est dans les tissus que commence la décomposition. Car, ce que l'ancienne science avait plutôt pressenti que prouvé, ce que de nouvelles recherches ont décidément démontré, c'est que les substances des tissus déposent peu à peu une scorie, laquelle, inutile aux fonctions des organes où elle se rassemble, est rendue au sang pour en être excrétée.

Les substances principales que nous expulsons ont été observées successivement non-seulement dans le sang, mais aussi dans les tissus. Le sang contient de l'urée : on l'a observée de même dans le corps vitreux de l'œil. L'acide carbonique se trouve en grande quantité dans le sang, mais il ne manque dans aucune partie solide de notre corps : or, l'acide carbonique et l'urée sont les principaux produits de la décomposition que les poumons et les reins extrayent du sang, pour être expulsés du corps comme substances inutiles.

Un mouvement qui se reproduit à chaque seconde, chez lequel le développement ne cède jamais au repos, ne peut naturellement être épié qu'à certains degrés de transformation. Aussi ne peut-on prendre pour une chaîne non interrompue la série des états intermédiaires que parcourent les corps albumineux et les graisses, jusqu'à ce qu'ils soient changés en produits simples de décomposition, en urée, en acide carbonique et en eau. Mais comme les transitions qui nous guident depuis les substances du sang, par les tissus, jusqu'aux excrétions, se multiplient à mesure que le nombre des investigations augmente et que la perfection des instruments s'accroît, nous pouvons affirmer hardiment que nous ne sommes pas sur une fausse voie.

On ne saurait tirer une ligne de démarcation précise entre les substances qui appartiennent au développement des tissus et celles qui se rapportent à leur décomposition. Le plus bel éloge que l'on puisse donner à la science du naturaliste, c'est qu'elle brise les barrières dans lesquelles on a cherché à enclore une partie de la nature, au risque de borner aussi l'intelligence de l'homme. Les transitions de la nature sont innombrables. Les limites entre les classes des corps naturels perdent en précision ce que nous gagnons en science.

Aux transitions qui nous mènent des produits de développement aux produits de décomposition appartient une combinaison d'azote, de carbone, d'hydrogène et d'oxygène que l'on trouve dans le fluide de la chair et qu'on nomme créatine. Quel intermédiaire relie cette substance aux corps mères albumineux, on ne le sait pas encore. Mais on sait très-bien que la créatine soumise à la chaleur par la seule présence d'acides qu'on rencontre toujours dans la chair, se change en une substance alcaline qu'on ne trouve pas seulement dans la chair, mais aussi dans l'urine. On nomme cette substance créatinine, et je la regarde comme une substance excrémentitielle qui, dans les tissus, provient des corps albumineux après avoir passé par l'état de créatine. L'acide inosique, un acide particulier qui se trouve dans la chair avec l'acide lactique, doit être compté très-vraisemblablement parmi les produits de décomposition, quoiqu'on ne l'ait trouvé jusqu'ici dans aucune excrétion, mais seulement dans la chair des muscles.

Ainsi que la créatine, la créatinine et l'acide inosique se composent d'azote, de carbone, d'hydrogène et d'oxygène. La créatine n'a qu'à perdre de l'eau pour se changer en créatinine. L'acide inosique se distingue par la grande quantité d'oxygène qu'il renferme. Tandis que la créatine ne s'unit comme telle ni aux bases ni aux acides, la créatinine s'associe aux acides, l'acide inosique aux alcalis. La créatinine et l'acide inosique se dissolvent facilement dans l'eau froide, la créatine plus difficilement. Mais l'eau bouillante la dissout en grande quantité.

Ces preuves évidentes suffisent pour établir en général la thèse que la formation des substances excrémentitielles commence dans les tissus eux-mêmes, et que l'action des glandes excrétantes consiste à séparer ces substances du sang et à les en éloigner. Car les produits de décomposition passent des tissus dans le sang, et du sang dans les glandes excrétantes.

XXVI

C'est avec raison que, dans la vie commune, on attribue, parmi ces glandes, la plus grande importance aux organes de la respiration, car l'expérience nous apprend que les fonctions des poumons ne peuvent souffrir la moindre interruption sans que la vie ne soit troublée dans sa plus noble activité, ou même anéantie. Aussi depuis longtemps la partie de l'atmosphère qui nous entoure et qui est absolument nécessaire à la respiration a-t-elle été nommée air vital. Cet air vital est l'oxygène que nous avons déjà signalé plus haut comme le plus puissant provocateur de l'échange des substances.

Mêlé à beaucoup d'azote, à un peu de vapeur d'eau et moins encore d'acide carbonique, l'oxygène représente l'air que nous respirons. Tandis que l'oxygène entre dans les poumons par l'inspiration, pour donner au sang sa composition normale, l'acide carbonique de l'air, par un échange régulier, provient en grande partie du mélange que les hommes et les animaux chassent de leurs poumons à chaque expiration. D'admirables recherches nous ont appris que cet acide carbonique passe de l'air dans les plantes pour leur fournir leur principal aliment, et ces êtres innombrables, chargés de verdure et de fleurs, sont une condition essentielle de la vie animale : mais ce n'est pas seulement comme aliments proprement dits, car ce sont les plantes qui décomposent peu à peu l'acide carbonique qu'elles ont reçu, et comme le carbone de cet acide est plus riche dans leurs tissus que toute autre substance, elles exhalent en grande partie l'oxygène qu'on a nommé à juste titre, et dans toute la force du terme, l'air vital de l'homme et des animaux.

Cet acide carbonique que nous expirons existe déjà dans les tissus, comme je l'ai remarqué plus haut. Des tissus il pénètre dans les vaisseaux capillaires, pour passer dans les canaux où le sang coule dans une direction contraire à celle des artères. Les veines se distinguent des artères en ce qu'elles n'ont point de pulsation.

Le sang que les artères conduisent du cœur aux organes les plus éloignés, se change par les substances qu'il a reçues ou perdues sur la route; il revient au cœur par les veines. C'est la grande circulation dont le cercle est formé par les capillaires qui unissent les artères aux veines.

Le sang des veines est richement pourvu d'acide carbonique. Mais ce produit de la décomposition ne passe pas exclusivement des tissus dans les veines, car le sang des artères aussi est chargé de l'acide carbonique qui s'est déjà formé en partie dans le sang. Que le sang des veines contienne plus d'acide carbonique que celui des artères, cela est suffisamment éclairci par ce fait, que dans les veines s'ajoute encore à l'acide carbonique du sang artériel celui des tissus.

A la grande circulation du sang, qui part du cœur pour y revenir, après avoir traversé tous les tissus, répond la petite circulation du sang. Car tout le sang des veines, qui est reçu dans une partie spéciale du cœur, est chassé vers les poumons, d'où il retourne au cœur, après avoir subi un changement particulier. Le sang versé par le cœur aux poumons est d'un rouge foncé jusqu'au rouge brun, pauvre en oxygène et riche en acide carbonique, et c'est ce qui caractérise en général le sang veineux. Mais dans les poumons où est introduite avec l'air inspiré une riche quantité d'oxygène, l'acide carbonique et la vapeur d'eau du sang veineux débordent et sont remplacés par l'oxygène inspiré qui pénètre dans les vaisseaux. De là résulte un sang rouge clair qui contient moins d'acide carbonique et d'eau, mais plus d'oxygène que celui des veines. Après ce changement, le sang retourne des poumons et prend alors le nom de sang artériel, parce qu'il s'accorde avec celui des artères. C'est le sang des. artères mêmes, car il leur est envoyé du cœur pour approvisionner de nouveau tous les tissus du suc nutritif.

Ainsi, sur la route du cœur à travers les tissus, se forme le sang veineux qui revient au cœur par la grande circulation. Sur la route des poumons, le sang qui a subi un si notable changement par l'approvisionnement des tissus, est de nouveau pourvu d'oxygène et rendu propre à fournir aux tissus une nouvelle substance, en un mot, il est changé en sang artériel.

De même que l'œuf nous offre une transition qui relie les sécrétions aux tissus, les poumons présentent un organe dont la fonction tient le milieu entre l'assimilation et l'excrétion. Les substances excrémentitielles qu'il abandonne sont l'acide carbonique et l'eau. En échange il reçoit l'oxygène. Sans oxygène, point de sang artériel; sans le sang artériel, point de nutrition. Si celle-ci manque, toutes les fonctions de tous les tissus sont dérangées. Les muscles ne peuvent plus se contracter, les nerfs perdent leur irritabilité, la pensée du cerveau se trouble, si le sang cesse de fournir à ces organes leur combinaison particulière. Tout cela dépend de l'approvisionnement d'oxygène.

Car toutes les substances organiques du sang sont changées peu à peu par l'oxygène. Les substances albumineuses et les graisses sans exception ont avec l'oxygène une si étroite affinité, qu'elles se fondent peu à peu dans des combinaisons plus riches en oxygène. Par les vaisseaux capillaires cet oxygène s'empare aussi des tissus. Et c'est pour cette raison que d'un côté le sang veineux est plus pauvre en oxygène que le sang artériel, tandis que de l'autre côté l'oxygène rend possible la décomposition multiple dont les tissus sont le foyer.

Nous connaissons dans la créatine, la créatinine et l'acide inosique ; dans la leucine, la tyrosine, l'hypoxanthine et l'acide urique ; dans la taurine, dérivé sulfuré de l'acide choléique, quelques intermédiaires peu nombreux dans lesquels se changent les substances albumineuses sous l'influence de l'oxygène. Les produits de cette influence sont l'urée, l'acide carbonique et l'eau. Les graisses se changent en acide carbonique et en eau plus facilement encore que l'albumine, par leur richesse en carbone et en hydrogène qui s'associent volontiers à l'oxygène. Aussi exhalons-nous chaque jour en eau et en acide carbonique environ un tiers du poids des aliments que nous prenons.

Comme la combustion consiste seulement dans une combinaison d'autres éléments avec l'oxygène, il en résulte avec évidence que l'oxygène inspiré, dont l'affinité exerce une action lente mais constante, doit finir par brûler dans un certain espace de temps toutes les substances organiques que notre sang contient. Il suffit pour cela de quatre à cinq jours.

Cette combustion explique en grande partie pourquoi la chaleur du corps humain surpasse toujours celle de l'air qui l'entoure. La différence entre la chaleur de l'air et celle du corps est nommée chaleur animale. La chaleur animale, c'est-à-dire la quantité de chaleur que l'homme lui-même procrée, varie, parce que la chaleur extérieure varie aussi, tandis que celle du corps reste la même. Celle-ci se maintient, dans les parties intérieures, de trente-sept à trente-huit degrés, sans jamais, dans l'état de santé, varier d'un degré entier.

XXVII

Quoiqu'une partie des substances albumineuses du sang abandonne notre corps sous forme d'acide carbonique et d'eau, avec l'air expiré, les reins sont pourtant les organes principaux qui séparent du sang ces substances lorsqu'elles ont servi.

Car l'urine, excrétée par les reins, rassemblée dans la vessie et expulsée par le canal de l'urètre, est une solution dans laquelle l'urée, l'acide urique, la créatinine, et, comme produit de décomposition de cette dernière, la créatine, sont les principales combinaisons organiques; toutes substances dont le contenu en azote, carbone, hydrogène et oxygène prouve qu'elles tirent leur origine des substances albumineuses.

La créatinine et la créatine sont contenues dans l'urine en très-petite quantité. L'acide urique y est un peu plus abondant ; c'est une substance difficilement soluble dans l'eau froide, mais qui se dissout dans l'urine, en combinaison avec la soude. L'urée est facilement soluble dans l'eau : l'urine en contient une très-grande quantité.

Outre l'acide urique, l'urine de l'homme peut contenir de l'acide butyrique, et un acide azoté, particulier à l'urine des animaux herbivores et que les chimistes nomment acide hippurique, parce qu'on l'a découvert pour la première fois dans l'urine du cheval.

Mais aucun de ces acides ne se trouve dans l'urine à l'état libre. La réaction acide de cette excrétion dépend plutôt d'un sel inorganique dans lequel domine l'acide : c'est le phosphate acide de soude. Les principaux sels de l'urine sont le sel de cuisine et les sulfates alcalins. Mais on y trouve aussi le chlorure de potassium, le phosphate de chaux et le phosphate de magnésie, avec quelques traces de fer et de fluorure de calcium.

Le poids de l'urine expulsée en vingt-quatre heures atteint environ le tiers du poids des aliments pris dans le même temps.

XXVIII

Beaucoup de personnes croient que les excréments ne sont formés que des débris des aliments non dissous. Si, en effet, ceux-ci forment le plus souvent une partie assez considérable des selles, c'est pourtant une grande erreur de croire que cette excrétion n'est pas essentiellement mêlée à des substances qui tirent du sang leur origine. Car comment douter que les vaisseaux capillaires, dont les parois de l'intestin sont si richement pourvues, ne fassent transsuder des substances dans la cavité abdominale, puisque cette transsudation est, pour les substances dissoutes, la condition indispensable de leur passage dans les vaisseaux sanguins? Toutes les membranes qui sont baignées des deux côtés par un liquide différent, laissent transsuder des substances de manière que celles qui passent d'un côté sont remplacées de l'autre. Puis les excréments sont mêlés avec une partie des liquides digestifs, les produits de décomposition de la bile, les cellules cornées du revêtement de la membrane muqueuse et d'autres substances qui ont été séparées du sang pour ne plus y retourner.

Les débris non dissous de nos aliments qui forment les excréments avec les substances que je viens d'indiquer sont en partie les substances insolubles ou difficilement solubles de la nourriture : par exemple, les fibres élastiques des aliments empruntés au

4.

règne animal, et la cellulose des plantes à laquelle nous reviendrons. Mais on peut y trouver aussi des principes alimentaires vraiment solubles dans les liquides digestifs, si ces liquides ne sont pas en assez grande abondance pour en opérer la dissolution. De là provient une grande diversité dans la composition des substances organiques des excréments.

Quant aux substances inorganiques des aliments qui sont évacuées par le rectum, ce sont surtout les terres, les sels de chaux et de magnésie et une quantité considérable de fer qui, avec des parties de la bile, donne aux excréments leur couleur. Les sels solubles des alcalis se trouvent aussi dans les selles, et sont en partie transsudés dans l'intestin par les capillaires.

XXIX

Outre les poumons, les reins et le gros intestin, la peau est un très-important organe d'excrétion. Car, d'un côté, l'acide carbonique s'échappe continuellement des capillaires de la peau qui reçoivent en échange l'oxygène; d'un autre côté, la peau est abondamment pourvue de deux sortes de glandes qui séparent du sang la sueur et la graisse du derme et qu'on nomme pour cette raison glandes sudorifiques et glandes sébacées.

La sueur contient régulièrement des écailles détachées de l'épiderme. Les acides volatils organiques qui se composent seulement de carbone, d'hydrogène et d'oxygène forment, avec un peu de graisse, les principales substances de la sueur. La chimie les nomme acide butyrique, acide propionique et acide formique, et les réunit dans un seul groupe, parce que tous trois se rapprochent par leur composition des acides gras auxquels l'acide butyrique appartient aussi par ses propriétés. Ils donnent leur réaction acide à la sueur. Celle-ci tient en outre en dissolution du sel de cuisine, du chlorure de potassium, les sulfates et les phosphates des alcalis, qu'accompagnent des traces de phosphate de chaux et de fer.

A côté de la sueur il faut ranger les larmes. Elles sont excrétées en très-petite quantité d'une glande placée sous la peau, dans un coin extérieur de l'œil. De là, elles coulent le long du globe de l'œil, vers le coin intérieur dans lequel elles sont aspirées par un petit trou dans les deux paupières, pour être conduites dans la cavité du nez par un canal étroit. Elles sont excrétées avec le mucus du nez.

Les larmes présentent une solution très-raréfiée de sel de cuisine, à laquelle se mêlent les cellules détachées de la surface du globe de l'œil.

La matière sébacée est aussi un mélange des cellules écailleuses de l'épiderme avec d'autres substances parmi lesquelles la graisse et les sels jouent le principal rôle. La composition de la matière sébacée varie cependant selon les endroits de la peau où elle se rencontre. Le cérumen des oreilles, par exemple, se distingue par une substance amère, jaune et soluble dans l'alcool, et par la cholestérine.

XXX

Si déjà une partie du mucus du canal digestif est expulsée comme substance excrémentitielle, le mucus des autres parties du corps, du nez, du larynx, des poumons, du canal de l'urètre et des parties génitales, particulièrement chez les femmes, doit être considéré comme une substance du même genre.

Comme une portion considérable du mucus est représentée par des parties cornées qui revêtent la membrane muqueuse, à cette sécrétion se joignent les parties des cheveux et des ongles que l'on coupe et qui en repoussant exigent du corps une dépense régulière. Il en est de même de l'épiderme qui s'écaille constamment.

La base organique de toutes ces parties qui appartient aux substances cornées provient des corps albumineux et cause au sang une perte de ces substances. Il y a ici une partie des tissus immédiatement perdue sans plus retourner au sang qui l'a produite.

CHAPITRE V

LA FAIM ET LA SOIF.

XXXI

Un tiers du poids des aliments que nous prenons en vingt-quatre heures s'en va par les urines, un autre tiers se perd avec l'air expiré. Le dernier tiers de la nourriture reçue abandonne le corps chaque jour sous forme d'excréments, de sueur, de transpiration cutanée, de mucus, de matières sébacées, de larmes et d'écailles épidermiques.

Évidemment, il ne peut s'agir ici d'une sécrétion immédiate des aliments comme tels. Car outre les débris des aliments non dissous que le gros intestin expulse avec les excréments, on ne trouve dans ceux-ci aucune substance qui ne soit passée de la bouche dans les tissus par le sang, et qui ne soit retournée des tissus au sang par les organes excréteurs. Ainsi l'acide carbonique et l'eau que nous exhalons étaient d'abord de la graisse ou de l'albumine, et l'urée, sous une forme très-détournée, approvisionne les tissus d'une substance albumineuse du sang, avant que les reins ne la chassent dans la vessie, comme une scorie.

En somme, le résultat n'est pas changé par l'excrétion médiate des substances alimentaires. Le poids du corps d'un adulte sain ne subit d'un jour à l'autre aucune différence sensible ; car ce que le corps perd en vingt-quatre heures par l'excrétion est réparé par les aliments digérés dans le même temps.

Ainsi nous l'apprend l'expérience. Lorsque le total des excrétions diminue, le poids des aliments que nous prenons diminue aussi. Si la thèse pouvait se retourner, s'il était vrai qu'une diminution de l'excrétion correspondît exactement à une diminution de nourriture, on pourrait apprendre à se passer d'aliments, et le cheval d'un conte fort connu ne serait pas mort précisément le jour où il promettait de couronner du plus beau succès l'espérance de son maître avare.

Mais il n'en est pas ainsi. Si nous nous abstenons complétement de boire et de manger, nous exhalons cependant l'acide carbonique et l'eau ; les évacuations d'urine et d'excréments ont lieu après comme avant, les cheveux croissent, les ongles s'allongent, la sueur et le mucus retirent au corps d'heure en heure sa substance essentielle. L'abstention continue-t-elle, elle se trahit bientôt par une diminution considérable du poids de notre corps.

La nourriture seule peut prévenir cette perte de poids. Et comme l'excrétion continue même quand la nourriture manque, il est moins exact de dire que nous excrétons les aliments que nous avons pris, que de voir dans les aliments un moyen de remplacer ce qui se perd par les excrétions. Contre l'acide carbonique, l'eau, l'urée, les sels, nous échangerons l'amidon, la graisse, l'albumine, les sels et l'eau. C'est ce qui constitue l'échange des substances; et, à cause de cela, l'alimentation est assez souvent désignée, à juste titre, comme une réparation.

XXXII

Si la réparation manque, pendant que la dépense continue, la composition des tissus s'altère bientôt, et le sang, qui emprunte non-seulement pour les tissus, mais encore pour lui-même, fait banqueroute en quelques jours, au plus tard en quelques semaines; car l'oxygène que nous respirons consume le sang, dont les ressources s'arrêtent. Les parties substantielles du corps succombent, après comme avant, sous l'influence de ce puissant agent de décomposition des substances organiques.

Les changements de composition que produit l'absence de réparation dans le sang et dans les tissus ne sont appréciables qu'au bout de quelque temps. Alors, avant tout, on voit que la graisse a beaucoup diminué, et c'est la preuve que les graisses sont plus accessibles que les corps albumineux à l'action de l'oxygène. Le carbone et l'hydrogène sont les éléments qui s'associent le plus facilement à l'oxygène: c'est sur cette propriété que repose leur remarquable combustibilité. Cet amaigrissement s'explique donc par ce fait, que les graisses surpassent l'albumine en richesse de carbone et d'hydrogène.

Après les graisses, les organes qui perdent le plus vite de leur poids sont ceux où les substances albumineuses abondent. On voit s'atrophier les muscles, le cœur, la rate et le foie.

De cette rapide diminution est exceptée une seule partie du corps humain, chez laquelle on pourrait être le moins disposé à admettre d'abord un lent échange de substances. Cependant, par des recherches faites sur des animaux morts de faim ou sur des hommes morts à la suite d'une longue maladie, on sait que le cerveau et les nerfs, qui sont composés à peu près exclusivement de graisse et d'albumine, les substances les plus changeantes de notre corps, sont précisément les organes qui ont souffert la moindre diminution de poids. Il est plus que vraisemblable que le cerveau et les nerfs ont, en effet, subi une rapide transformation, parce qu'aussi bien que le cœur, ils exercent leur activité sans interruption. Cette moindre diminution serait donc expliquée par la promptitude avec laquelle ces organes demandent aux autres parties du corps le remplacement de la substance dépensée. L'amoindrissement de la graisse et l'amaigrissement des muscles ne proviennent donc pas seulement de la continuation des excrétions, mais de la dépense faite par les autres parties du corps pour alimenter le cerveau, qui se soutient ainsi le plus longtemps. En tout cas, la perte si extraordinairement faible que le cerveau éprouve est la meilleure explication du retard que met à s'éteindre l'activité de l'esprit, que l'on voit souvent luire chez les malades, aux derniers moments, avec une vivacité trompeuse.

Plus lentement que la graisse et les muscles, mais plus promptement que le cerveau et les nerfs, on voit diminuer les os et les cartilages, la peau et les poumons, en un mot toutes les parties qui sont composées de substances collagènes, de corne et de fibres élastiques. Ces tissus sont difficilement solubles, par cette raison ils résistent plus longtemps à l'influence de l'oxygène. On sait aujourd'hui que cette règle admise autrefois en chimie : « Les corps dissous ont seuls action l'un sur l'autre, » n'est pas sans exception ; mais pourtant la dissolution est toujours le moyen d'opérer le plus promptement une combinaison ou une décomposition chimique.

XXXIII

Si l'on considère le rapport intime qui relie le sang aux tissus, aux sécrétions et aux excrétions, ce fait seul que, pendant l'absence de réparation, la composition des tissus change et l'excrétion continue, suffit pour prouver que le sang doit changer de composition et diminuer de quantité. Mais, pendant que la science cherche encore une expression exacte pour rendre le changement de composition du sang, on a

trouvé avec certitude un amoindrissement des globules incolores du sang, en proportion des globules
colorés, et la diminution des sécrétions est aussi un
fait constaté. L'activité des glandes digestives ne
s'arrête pas entièrement, mais la salive, le suc gastrique et le fluide pancréatique sont certainement
amoindris et altérés. La salive est visqueuse et salée.
La semence est plus rare chez l'homme; chez la
mère, il se forme moins de lait. La bile aussi est diminuée; cependant elle reste encore la plus abondante de toutes les sécrétions. Ce fait mérite d'autant plus d'attention que la bile doit être considérée
à moitié comme une sécrétion, à moitié comme une
excrétion.

On ne doit pas s'étonner que l'atrophie des tissus,
la diminution des excrétions, l'appauvrissement du
sang et la moins grande abondance des sécrétions
soient accompagnés d'une diminution des excrétions.
Mais si l'air que nous exhalons est diminué et vicié, si
l'urine et la sueur sont amoindries et nauséabondes,
si moins d'excréments et de mucus sont expulsés, ces
évacuations restent pourtant assez considérables pour
prouver que l'atrophie des tissus en est la suite nécessaire. Ajoutons que la quantité absolue de l'urine et
de l'urée est diminuée, mais que cependant l'urine
est plus chargée d'urée, ce qui explique la perte considérable d'albumine qu'éprouvent les tissus.

La chaleur animale diminue aussi pendant le
jeûne. Et cela complète l'harmonie qui règne dans
tout ce qui a rapport à la composition du corps hu-

main ; car, si nous exhalons moins d'acide carbonique, il se brûle moins du carbone des tissus, et, de
la moindre quantité de combustible qui s'associe à
l'oxygène, résulte une diminution de la chaleur qui
se produit dans notre corps.

XXXIV

Un lien général embrasse la substance, la forme
et la fonction. La composition, la forme et l'activité
de nos organes forment une chaîne dont aucun anneau ne peut être changé sans entraîner aussitôt un
changement du second et du troisième. Point d'activité sans un changement continuel de composition,
sans une renaissance perpétuelle, une perpétuelle
destruction de la forme. Aussi devons-nous déduire
toute vie de l'union et de la décomposition des substances de notre corps. La vie, c'est l'échange de la
matière.

Parce que, pendant l'abstinence du boire et du
manger, la composition se change et la forme s'altère, l'activité de tous les organes de l'homme à jeun
doit différer de celle de l'homme convenablement
nourri. Le muscle plus léger, dont la graisse et
l'albumine sont diminuées, ressemble à une chair
flétrie qui se contracte lentement. Le cœur devient
paresseux, le nombre de ses pulsations à la minute
diminue considérablement. Respiration pénible,
bâillements fréquents, voix enrouée, mouvements
affaiblis, telles sont les suites plus ou moins immé-

diates du manque de nourriture de nos muscles.

Une saveur amère, dont se plaignent fréquemment ceux qui sont affamés, provient de la bile toujours assez abondamment sécrétée, laquelle passe de l'intestin dans le sang, et avec le sang parvient aux nerfs de la langue. Comme l'activité de la respiration se ralentit, la partie de la bile qui passe dans le sang se consume plus lentement que d'habitude. Elle peut arriver ainsi jusqu'aux nerfs du goût sans être décomposée.

Les petites irritations ont de grands effets : la lumière fait mal, un bruit trop fort devient insupportable, un attouchement éveille la colère, la faculté d'observation se trouble, la mémoire aussi refuse son service. Ainsi les deux sources du jugement s'obstruent, car ce sont nos impressions passées ou présentes qui conduisent la pensée au jugement. Pour juger sainement il nous faut la clarté de la vue et de l'ouïe, le calme de la sensation. Il faut que nous puissions nous recueillir dans l'impression reçue.

Durant la nuit sans sommeil, le patient est tourmenté par la faim, ce terrible levier des passions. Le désespéré qui s'attaque aux charognes, aux cadavres, à la chair de ses compagnons ou à la sienne propre, prouve plus que tout ce que l'imagination des poëtes a pu se représenter. Si la compassion la plus vulgaire nous empêche d'éconduire un mendiant, qu'éprouverons-nous à la vue d'une mère que les tortures de la faim poussent à fouiller dans les entrailles de son propre enfant? Aucun autre instinct ne subjugue plus misérablement la puissance de l'esprit. Le cœur et la tête de l'affamé sont un désert. Quoique, pendant une forte contention d'esprit, il puisse arriver que l'on ressente moins le besoin de la nourriture, cependant le manque d'aliments finit toujours par nous priver de la jouissance de la pensée. C'est pour cela que la faim a produit plus de révolutions que l'ambition des mécontents.

. . . .

. . . .

Les muscles s'agitent de mouvements convulsifs dans les membres paralysés, la respiration devient pénible, les yeux se ternissent, la sensation s'émousse, le jugement se trouble, et, raidi, glacé, le malheureux se débat contre l'agonie, qui souvent se termine par une défaillance, mais qui quelquefois est précédée d'un délire furieux.

XXXV

Il m'a paru utile de dépeindre les suites du manque de réparation, aussi loin qu'elles puissent s'étendre, pour éclairer ainsi les sensations qui, dans les circonstances ordinaires, nous invitent à prévenir par la nourriture l'appauvrissement du sang. La peinture de ces effets est réellement un traité de la faim et de la soif.

Donc, dès que le sang diffère dans sa composition habituelle, sa quantité, le nombre de ses cellules, et dans la vitesse avec laquelle il arrose les organes de notre corps, il faut que tous les tissus soient autrement alimentés. De même pour les nerfs. Leur composition change avec celle du suc qui les nourrit. Et comme elle est la condition de leur activité ainsi que de leur sensibilité, les nerfs autrement nourris doivent autrement sentir.

Si le jeûne n'a duré que peu de temps, les symptômes sont ceux que la plupart des hommes éprouvent le matin au réveil. La langue est chargée, c'est-à-dire la couche des cellules cornées qui couvrent sa membrane muqueuse est épaissie, et cet épaississement se prolonge jusque dans l'estomac. La salive et le mucus contiennent moins d'eau, et ont souvent le goût désagréable et la mauvaise odeur que l'on rencontre fréquemment chez l'homme à jeun. Aussi beaucoup de personnes ne peuvent rien manger le matin avant de s'être rincé la bouche et d'avoir bu de l'eau. Chez les hommes faibles de nerfs, ou même chez les forts qui ont jeûné plus longtemps qu'à l'ordinaire, la quantité de sang qui est contenue dans la membrane muqueuse de la bouche fait ressentir un malaise indéterminé dans la bouche et la gorge, et l'estomac éprouve un sentiment d'oppression, de tension et de vide. Des roulements dans le ventre qui est vide et resserré, des bâillements, une pesanteur du cerveau qui va jusqu'au mal de tête, enfin un malaise général, indiquent que le sang a perdu trop de substance pour que la nutrition des nerfs réponde à leur condition normale. Les hommes irritables deviennent souvent si susceptibles que la plus petite contrariété, un attouchement inattendu, un mot innocent, suffisent pour les troubler. L'ensemble de ces symptômes qui se produisent plus ou moins complétement chez les différents individus, représente la faim.

Si la faim dure trop longtemps, ce que ressent l'estomac arrive jusqu'au malaise et à la douleur. En automne et en hiver on sera toujours plus sensible au froid, un malaise général trouble l'activité intellectuelle, la pensée s'égare, parce que l'observation est agitée, et l'épuisement complet précède une irritation qui mène trop souvent à l'injustice.

<h2 style="text-align:center">XXXVI</h2>

Beaucoup d'exemples prouvent que, surtout dans la mélancolie, la faim peut être supportée pendant plusieurs jours avant de causer la mort. Si l'on boit de l'eau, ce terme peut être prolongé de beaucoup. Pendant qu'en moyenne l'homme ne peut pas vivre sans nourriture plus de quatorze jours, on a vu à Toulouse, en 1831, un criminel condamné à la peine capitale, qui se refusait toute nourriture, parce qu'il voulait se laisser mourir de faim pour échapper au bourreau; mais il se permettait l'eau, et il vécut ainsi soixante-trois jours.

D'autres cas pareils démontrent que la soif est plus difficile à supporter que la faim. L'expérience journalière le confirme. Si, malgré cela, beaucoup d'hommes boivent très-peu, et si surtout bien des femmes restent des jours entiers sans boire, il ne faut pas oublier que tous les aliments, même les plus secs, contiennent une certaine quantité d'eau.

Et tout dépend de la provision d'eau. Le sang et la plupart des tissus, toutes les sécrétions et les excrétions contiennent une masse d'eau comme condition indispensable de leur régulière composition.

Avec l'excrétion par la peau et les poumons, il sort tous les jours plus d'un tiers du poids des aliments sous forme d'eau. En outre vient la quantité considérable d'eau expulsée par les urines.

Aussi les effets du manque d'eau se font-ils promptement sentir. La sécheresse des lèvres, des joues, de la langue et de la gorge indique que l'eau du mucus et de la salive ne suffit pas pour humecter la cavité buccale. Si la soif augmente, la membrane muqueuse rougit et bientôt après se gonfle, la langue échauffée se colle au palais, une respiration brûlante s'échappe en soupirs. La peau brûle, parce que l'évaporation diminue de plus en plus. L'urine est âcre, parce qu'elle contient beaucoup de sels et peu d'eau; les selles s'arrêtent. Les muscles affaiblis sont lents à mouvoir les membres; il faut des efforts pour parler et pour avaler; le pouls s'accélère sous les mouvements précipités d'une respiration plaintive. Dans la vie du cerveau et des sens la même irritabilité que celle que cause la faim; l'inquiétude et le désespoir rappellent sans cesse à l'esprit l'idée de l'eau ou d'autres boissons. Tous les liquides, l'eau de mer, l'eau pour les dents, jusqu'à sa propre urine, l'homme altéré les boit avidement ou essaye de les boire. Si toutes les boissons manquent, la langue et le palais s'enflamment, avec tous les symptômes d'une fièvre ardente ; quelquefois l'inflammation finit par la gangrène de la gorge. La respiration devient haletante et plus rapide, le pouls s'accélère encore davantage, les yeux roulent hagards, on murmure des mots sans ordre, ou bien on meurt dans la rage ou à la suite d'un abattement complet.

LIVRE DEUXIÈME

DES ALIMENTS

L'histoire des productions de la terre est intime-
ment liée à la destinée de l'homme et à l'ensemble
de ses sentiments, de ses pensées et de ses actions.

GEORGE FORSTER.

LIVRE DEUXIÈME

DES ALIMENTS

CHAPITRE PREMIER

DES PRINCIPES ALIMENTAIRES ET DES ALIMENTS

XXXVII

Les tissus et les matières sécrétées proviennent du sang. La substance des tissus retourne au sang après avoir atteint un certain degré de décomposition qui la rend impropre aux fonctions particulières des différents organes. Ces résultats de la décomposition sont ce que les glandes excrétantes retirent du sang et expulsent du corps.

L'excrétion diminue le poids du corps et change la nutrition des tissus. La fonction des organes dépend de leur composition, et pour une grande partie des nerfs, la fonction consiste dans la sensibilité, qui nous donne la perception des impressions intérieures et extérieures. Le cerveau nous avertit de ces impressions.

La faim et la soif sont des sensations qui, par le moyen des nerfs, informent le cerveau de l'appauvrissement du sang. En langue vulgaire, chaque substance qui peut apaiser la faim et la soif se nomme aliment. La détermination scientifique de l'idée de l'aliment se tire de la cause de ces sensations. Ce qui restitue au sang ses parties essentielles, pour entrer ensuite dans la composition des tissus, doit être regardé comme aliment dans le sens le plus large du mot.

Les aliments qui restituent au sang les chlorures et les sels, la graisse et l'albumine, apaisent la faim. La soif est apaisée quand le sang récupère l'eau qui lui manquait.

La faim et la soif sont des indices de la destruction d'une partie de notre corps par l'activité de la vie. Les aliments doivent remplacer les parties ainsi détruites.

XXXVIII

Les aliments sont composés de principes alimentaires.

Parmi ceux-ci, on doit comprendre toutes ces combinaisons qui sont ou semblables aux substances essentielles du sang, ou assez analogues pour se changer en ces substances par la digestion. Les parties essentielles du sang sont celles qui ne proviennent pas de la décomposition des tissus.

Après cette idée générale se place une distinction particulière entre les principes alimentaires et les aliments. Par des dissolvants simples, comme l'eau, l'esprit-de-vin, l'éther, on peut séparer dans les aliments les parties simples ; on ne le peut pas dans les principes alimentaires. Ces parties substantielles simples des aliments qui ne se laissent plus séparer par les dissolvants ordinaires sont les principes alimentaires eux-mêmes.

Les principes alimentaires sont des combinaisons chimiques, tandis que les aliments ne sont que des mélanges.

Maintenant, si l'on désigne souvent ces principes alimentaires comme éléments des aliments, il ne faut pourtant pas du tout les confondre avec les éléments dont parle la chimie. Ceux-ci ne se laissent pas décomposer en parties nouvelles qui, excepté la forme et la couleur, possèdent des propriétés différentes. Les principes alimentaires subissent cette décomposition, mais seulement sous l'action de moyens plus énergiques que les dissolvants simples, l'eau, l'esprit-de-vin et l'éther.

Tout principe alimentaire se compose au moins de deux éléments. Les plus simples, comme l'eau et le sel de cuisine sont formés de deux éléments : l'un se compose d'hydrogène et d'oxygène ; l'autre, de sodium et de chlore.

Beaucoup de principes alimentaires, la graisse, le sucre, la plupart des acides végétaux contiennent du carbone, de l'hydrogène et de l'oxygène ; les sels inorganiques se composent d'une base et d'un acide dans lequel l'oxygène est lié à un autre élément. Tous ces principes alimentaires sont formés de trois éléments.

On trouve quatre éléments dans les savons ; outre le carbone, l'hydrogène et l'oxygène des acides gras, ils contiennent un métal qui forme avec l'oxygène l'alcali du savon.

Enfin les principes alimentaires organiques dans lesquels l'azote et le soufre s'associent au carbone, à l'hydrogène et à l'oxygène, renferment cinq éléments; d'autres qui contiennent en outre du phosphore en renferment six. A ceux-là appartient la gélatine ; à ceux-ci, l'albumine.

XXXIX

Il n'y a qu'une seule division naturelle des principes alimentaires : les inorganiques, les organiques non azotés et les organiques azotés.

Aux inorganiques appartiennent les chlorures , comme le sel de cuisine, et les combinaisons composées d'acides inorganiques et de bases, que les chimistes , s'écartant du langage ordinaire, nomment sels.

Les corps amylacés , les graisses et la plupart des acides de nos aliments sont tous des principes alimentaires organiques non azotés.

Parmi les organiques, les corps albumineux, l'hématosine et la gélatine sont azotés.

Les aliments composés de principes alimentaires ne se laissent pas classer de la même manière en groupes divers d'après leur caractère chimique , car les mêmes reviennent dans les aliments les plus différents , dans lesquels diffèrent ou la quantité des substances analogues ou des substances qui se présentent de nouveau. Mais les différences de quantité dans laquelle les aliments contiennent les principes alimentaires ordinaires, et les substances nouvelles elles-mêmes sont si nombreuses que , si l'on adoptait la division chimique , les aliments seraient classés en groupes beaucoup trop petits pour qu'on pût se faire une idée de l'ensemble.

Aussi n'avons-nous pas adopté d'autre division que celle en usage dans le langage ordinaire. Nous traiterons successivement des aliments solides, des boissons et des assaisonnements. Aucune de ces divisions n'a besoin d'éclaircissement.

Je veux cependant aller au-devant d'une erreur que l'on rencontre souvent. Si l'on croit que les aliments solides apaisent seulement la faim, et que les boissons se bornent à étancher la soif, on oublie qu'un seul principe alimentaire, l'eau, change l'état du sang qui cause la soif. L'eau est si abondamment répandue dans tous les aliments qu'en moyenne elle compose plus de la moitié de leur poids. D'un autre côté, toutes les boissons contiennent encore avec l'eau d'autres principes alimentaires, car même dans la boisson la plus simple, l'eau potable, on trouve toujours des chlorures et des sels, et le lait représente tous les ordres, puisqu'il est composé d'eau, de chlorures, de sels, de caséine, de graisses et de sucre.

Les assaisonnements, pour ne pas sortir des limites où je veux me tenir ici, sont principalement composés de principes alimentaires. Quelques-uns pourtant contiennent des substances qui ne peuvent être regardées comme ressources pour les dépenses du corps, mais qui ne font que chatouiller les nerfs du goût et exciter chez les organes digestifs une plus grande activité.

XI.

De même que les principes alimentaires ne se trouvent pas dans la nature, de même aucun d'eux ne suffit seul pour nourrir notre corps. Un seul des groupes entiers pris isolément sur les trois que nous avons nommés plus haut, ne saurait prolonger la vie par l'usage exclusif des parties qui le composent; deux groupes même ne le peuvent pas à l'exclusion du troisième.

Ni le sucre seul, ni les sels seuls, ni l'albumine, s'ils sont pris sans les principes alimentaires des deux autres divisions, ne sont capables de prévenir les suites qu'entraîne l'échange des substances, lorsqu'il enlève au corps les excrétions sans nourrir les tissus.

Sans phosphate de chaux, les os ne peuvent se former, même quand on prendrait beaucoup d'albumine pure et de graisse. Les tissus musculaires ne peuvent non plus exister sans albumine, même quand on surchargerait l'estomac de sucre et de sels. Sans graisse enfin, point de cerveau.

Mais les os, les muscles, le cerveau, sont tous trois des organes également essentiels du corps humain.

Aucun élément ne se peut changer en un autre. Ceci est toute la solution du mystère.

L'oxygène ne proviendra jamais du phosphore, ni le carbone de l'oxygène, ni l'azote du carbone, pas plus que le soufre de l'azote. Nulle force au monde ne peut apporter d'exception à cette règle. De même que rien ne peut provenir de rien, il est aussi impossible qu'une force créatrice de l'organisme change le fer en hydrogène, ou le chlore en calcium.

Les principes alimentaires organiques non azotés ne peuvent se transformer en substances azotées, ni les corps azotés en sels inorganiques, qui contiennent encore d'autres éléments que l'azote, le carbone, l'hydrogène, l'oxygène, le soufre et le phosphore.

On aurait pu penser que l'albumine se changeait en graisse, car toutes deux contiennent du carbone, de l'hydrogène et de l'oxygène. On aurait pu croire encore que les carbonates des alcalis et l'eau, dans lesquels le carbone s'associe à l'hydrogène et à l'oxygène, produisent du sucre. Mais l'expérience a démontré que le corps des animaux ne suffit pas à produire sa graisse des substances albumineuses, et qu'il est absolument incapable de changer l'acide carbonique et l'eau en sucre.

Par cette raison, les aliments réparateurs qui sont destinés à soutenir et à prolonger la vie ne peuvent être formés que par une réunion des trois groupes de principes alimentaires.

XLI

Plus ces principes sont facilement solubles dans les liquides digestifs et transformables en parties substantielles du sang, plus leur aptitude à être digérés est grande. Car la digestion ne demande pas seulement la dissolution, elle exige aussi la transformation en substances essentielles du sang. Ces deux conditions sont également importantes.

Si donc deux substances offrent la même facilité ou la même difficulté à se dissoudre, celle qui aura la plus grande analogie avec la substance du sang sera aussi la plus digestible. La stéarine, par exemple, et la margarine sont pour ainsi dire également peu solubles dans les liquides digestifs ; mais comme la margarine se trouve dans le sang, et non pas la stéarine, il en résulte que la margarine est plus digestible que cette dernière.

Mais si ces deux principes alimentaires présentent avec les substances du sang la même analogie, la plus facilement soluble sera la plus digestible. L'albumine soluble et la fibrine se rapprochent également du sang, car toutes deux y sont contenues. Mais comme l'albumine soluble se dissout dans les liquides digestifs plus facilement que la fibrine, cette dernière est plus difficile à digérer.

Il suit de là que la difficulté avec laquelle se dissolvent les principes alimentaires peut, dans beaucoup de cas, se compenser par leur analogie avec les substances du sang déjà formées. Ainsi, quoique la dextrine, par exemple, soit beaucoup plus soluble que la graisse, celle-ci peut pourtant, si elle n'est pas introduite en trop grande abondance dans un estomac sain, se digérer aussi facilement, et même, suivant les circonstances, plus facilement que la dextrine. Car la dextrine ne se trouve qu'accidentellement dans le sang, tandis que la graisse appartient à ses substances essentielles. La dextrine doit se changer en sucre, puis en acide lactique, puis enfin en acide butyrique et en d'autres substances grasses, tandis que dans la graisse se trouve formée une partie normale de la substance du sang. Notre sang contient de l'oléine et de la margarine.

Pour que la graisse provienne de l'amidon, celui-ci doit d'abord se changer en dextrine, puis en sucre, le sucre en acide lactique, et enfin l'acide lactique en acide butyrique. Il suit de là que de ces substances, même en les supposant également solubles dans l'eau, la plus digestible est l'acide lactique, et ensuite le sucre, la dextrine et l'amidon. En outre, l'acide lactique et le sucre sont plus solubles que la dextrine ; celle-ci l'est plus que l'amidon. Pour cette double raison, l'amidon est le moins digestif des principes alimentaires que nous avons énumérés. C'est un exemple pour la règle qu'une substance qui se trouve à la fois et plus soluble dans les sucs digestifs, et plus facilement transformable en parties essentielles du sang qu'une seconde , surpasse doublement celle-ci en digestibilité.

Parmi les aliments, les plus digestibles sont ceux qui contiennent le plus de principes alimentaires aisément solubles et faciles à se transformer en parties substantielles du sang.

XLII

La valeur nutritive des aliments dépend de trois conditions. Elle dépend de la digestibilité, de la quantité et du juste mélange des principes alimentaires contenus dans les aliments.

Si un aliment contient beaucoup de substances non digestibles, celles qui n'auront pas été dissoutes ou charriées dans les vaisseaux chylifères seront expulsées avec les excréments; il doit donc perdre d'autant de sa valeur nutritive , car il faut seulement regarder comme principe alimentaire ce qui peut se transformer en partie substantielle du sang. Il en résulte qu'un aliment a une valeur nutritive d'autant plus grande qu'il est plus digestible.

Pour apprécier la valeur d'un aliment d'après la quantité de principes alimentaires qu'il renferme, on ne tient pas compte de l'eau. L'eau est si facile à se procurer dans les conditions ordinaires de la vie, qu'elle ne peut pas entrer dans l'appréciation de la valeur nutritive des aliments solides et liquides.

Dans un désert sans eau, l'eau serait vraiment le plus important principe alimentaire, et l'aliment qui en contiendrait le plus aurait aussi la plus grande valeur. Où l'eau ne manque pas, l'aliment le plus nutritif est celui qui est composé en plus grande partie de principes alimentaires solides, et qui par cela même apporte au sang la plus grande quantité de sa substance essentielle.

Outre sa digestibilité et sa richesse en substances solides, la composition d'un aliment est encore de la plus grande importance. Car, comme le sang contient plus d'albumine que de sels, et plus de sels que de graisse, la proportion correspondante de ces principes alimentaires doit signaler un aliment nutritif. Comme les principes alimentaires également solubles sont d'autant plus digestibles qu'ils correspondent mieux à certaines parties du sang, un aliment est d'autant plus nutritif dans son ensemble que le mélange de ses principes alimentaires correspond mieux à la composition du sang. Un aliment nutritif doit contenir plus de substances organiques azotées que d'inorganiques, et plus d'inorganiques que d'organiques non azotées. La viande maigre est l'aliment qui répond le mieux à ces conditions.

Mais, comme je l'ai déjà remarqué, les substances de chacun des trois groupes sont également indispensables, quoique exigées en quantité différente. Les chlorures et les sels, la graisse ou les corps adipogènes sont aussi nécessaires que l'albumine et la gélatine. Aussi, quand on dit de quelque aliment qu'il n'a pas de valeur nutritive, on s'exprime d'une manière incomplète. Certes, les pommes de terre sont moins nourrissantes que la viande, car celle-ci est très-analogue au sang; tandis que les autres contiennent fort peu d'albumine et beaucoup d'amidon. Mais, si l'on avance d'une manière absolue que les pommes de terre n'ont pas de valeur nutritive, on oublie que l'amidon se change en graisse par la digestion, et que la graisse représente une partie essentielle du sang. Mêlées à l'albumine de l'œuf, les pommes de terre deviennent aussi nourrissantes que le lait ou la viande.

Veut-on établir en un mot la distinction entre la digestibilité et la valeur nutritive, on peut exprimer la première par la promptitude avec laquelle les principes alimentaires d'un aliment se changent en parties substantielles du sang; mais la quantité de principes alimentaires, qu'un aliment liquide ou solide apporte au sang, caractérise sa valeur nutritive. La digestibilité se mesure par le temps que le sang met à s'enrichir de nouvelles substances; la valeur nutritive se mesure par la quantité dont un aliment peut l'enrichir dans sa composition normale. Il s'ensuit que l'idée de digestibilité s'applique également aux principes alimentaires et aux aliments, tandis qu'il n'est question de valeur nutritive que pour ces derniers.

PREMIÈRE PARTIE

Des aliments solides.

CHAPITRE II

LA VIANDE ET LES ŒUFS.

XLIII

Si de l'huile de baleine qui nourrit les Groënlandais et de la graisse d'ours dont quelques tribus mongoles se repaissent, on s'élève jusqu'aux cuisines raffinées des riches dans les différentes parties du monde, dans lesquelles les huîtres et le trépang, un petit animal vermiforme de la classe des échinodermes, augmentent le nombre des mets recherchés, on trouve bientôt qu'il n'existe aucune classe d'animaux qui ne paye quelque part son tribut à la table de l'homme. Mais chez tous les peuples civilisés on préfère les animaux qui se nourrissent de plantes.

Dans ce sens, on peut affirmer que les végétaux sont les premiers préparateurs de l'aliment de l'homme. Et en effet, ils s'entendent très-bien à composer avec des éléments fort simples des mets excellents. Il est vrai que les plantes qui forment les aliments les plus nutritifs empruntent aussi au sol des principes organiques composés. Néanmoins on ne saurait nier que les plantes peuvent vivre exclusivement d'acide carbonique, d'ammoniaque, d'eau et de quelques substances inorganiques, et que de ces principes alimentaires simples, elles tirent dans tous les cas la plus grande partie de leur corps. L'acide carbonique, l'ammoniaque (combinaison très-simple d'azote et d'hydrogène) et l'eau, entrent tous trois dans la composition de l'air. « Pendant que l'animal se repaît de substances composées, dit Forster, qui a plus que tout autre mérité le nom de naturaliste du peuple, les plantes pompent avec avidité par leurs canaux déliés et leurs cellules les éléments simples de l'air. Tissue des rayons du soleil et des feux de l'éther, comme les poëtes seuls osaient le rêver autrefois, la douce verdure des forêts et des plaines sourit à nos regards. Et voyez! Dans les veines délicates et innombrables des fleurs qui s'ouvrent et des fruits qui mûrissent, brûle le rayon de lumière aux sept couleurs, et il pare de ses teintes variées la création végétale. »

Tous les animaux qui vivent de plantes font à bon droit l'impression d'une pureté plus grande sur nos sens délicats qu'offensent et repoussent l'odeur rance des mammifères carnivores et le goût huileux de l'oiseau de proie. De là vient la préférence donnée aux herbivores ; et, parmi ceux-ci, les ruminants et les pachydermes occupent la première place. Dans toute l'Europe centrale, la chair que l'on consomme le plus abondamment est celle du bœuf et du porc.

XLIV

La chair du bœuf nous donne une idée claire de la composition de toutes les autres sortes de viandes. Sa composition nous fournira un exemple auquel se rattachent facilement les dérivations des autres nourritures animales en usage.

Comme dans tous les aliments qui peuvent, même à l'exclusion de toute autre nourriture, soutenir la vie de l'homme, on trouve dans la chair du bœuf les trois groupes des principes alimentaires. Un mélange de corps albumineux, de graisse et de sels, largement imbibé d'eau, est tout ce qui est nécessaire pour prolonger la vie.

Les corps albumineux de la chair du bœuf sont la fibrine des muscles et l'albumine propre. L'une forme les fibres les plus ténues de la chair, l'autre est la principale substance du suc nutritif qui remplit les intervalles des parties solides. La chair doit sa couleur rouge principalement au sang qui est contenu dans ses nombreux vaisseaux. Mais ce sang contient de l'albumine, de la globuline, de la fibrine et une trace de caséine ; et à toutes ces combinaisons albumineuses s'associe encore l'hématosine.

Les corps albumineux de la viande ne sont pas seuls une ressource pour les substances albumineuses de notre sang qui se perdent par les excrétions après la décomposition causée par la vie ; car les fibres musculaires les plus déliées sont enveloppées d'un tissu collagène qui les réunit en faisceau. Le tissu collagène se change par la cuisson en gélatine et se dissout dans l'eau. Mais, dans notre organisme, la gélatine revient en albumine. Très-souvent des convalescents recouvrent leur force par l'usage presque exclusif de la gelée des os. La gélatine est le seul corps azoté que l'on trouve abondamment dans cette gelée. Or, comme le sang de l'homme ne contient point de gélatine, mais de l'albumine comme condition nécessaire de sa composition régulière, il faut admettre que la gélatine se change en combinaison albumineuse.

Que le tissu collagène soit mêlé dans la chair des muscles à quelques fibres élastiques, cela n'est d'aucune importance pour la viande envisagée comme aliment ; car les fibres élastiques ne se dissolvent pas dans les liquides digestifs. Ils sont en partie ces débris non dissous des aliments qui, avec les substances rejetées du sang, forment les excréments.

La créatine, la créatinine et l'acide inosique font régulièrement partie des substances azotées de la viande de bœuf. Veut-on les considérer comme principes alimentaires ? Il n'est guère douteux qu'elles ne passent dans notre sang, et de notre sang dans nos muscles. Mais le mercure est-il un principe alimentaire, parce qu'il passe du sang dans les os où on le retrouve en globules ? L'esprit du lecteur se révolte contre cette supposition. La créatine, la créatinine et l'acide inosique ne peuvent pas plus compter comme principes alimentaires dans toute la valeur du terme, parce qu'ils appartiennent à la décomposition qui, excitée par l'oxygène, ramène les substances de nos tissus aux glandes excrétantes.

Les combinaisons organiques non azotées qui caractérisent la viande de bœuf sont beaucoup moins variées que les azotées. Elles sont formées de graisse et d'acide lactique. La graisse des ruminants doit sa solidité à la stéarine. La stéarine est accompagnée de margarine et d'oléine, auprès desquelles la graisse phosphorée et la cholestérine des nerfs et du sang sont en trop petite quantité pour mériter notre attention.

Le chlorure de potassium et le phosphate de potasse sont les substances inorganiques particulières à la chair. Elles suffiraient seules à distinguer la chair du sang. Tandis que, dans le sang, la soude surpasse dix-sept fois la potasse, elle est à peu près trois fois moindre que la potasse dans la chair du bœuf. Cette chair contient en outre, en proportions appréciables, des phosphates de soude, de chaux, de magnésie et d'oxyde de fer. On y trouve seulement une trace de sulfates d'alcali, qu'il faut attribuer au sang des muscles. L'eau s'y rencontre si abondante qu'elle forme en moyenne les trois quarts de toute la chair du bœuf.

XLV

Toute cette description concerne la chair crue. Voyons ce qu'elle devient quand elle est bouillie ou rôtie.

Si l'on met un morceau de viande dans l'eau bouillante et qu'on l'y laisse assez longtemps, les substances albumineuses solides se coagulent. La fibrine se change en deux nouvelles combinaisons, toutes deux plus riches en oxygène que la fibrine elle-même, mais dont l'une seulement conserve la non-solubilité. L'autre, que l'on peut obtenir aussi de l'albumine, se dissout facilement dans l'eau.

La substance colorante du sang, l'hématosine, prend une couleur brune en se décomposant par la cuisson, et elle perd sa solubilité dans l'eau.

La partie collagène se dissout, parce que la cuisson la change en gélatine.

Les graisses se fondent ; la partie soluble des combinaisons inorganiques passe dans l'eau. De même, l'acide lactique, auquel le suc de la viande doit ses propriétés acides, la créatine, la créatinine et l'acide inosique.

Comme l'albumine se coagule promptement à l'eau bouillante dans les couches extérieures de la viande, elle forme pour l'intérieur une enveloppe difficilement perméable. A cause de cela, une grande partie des principes alimentaires solubles restent dans la viande, dont l'eau les séparerait dans des circonstan-

ces favorables. Mais la chaleur se propage à l'intérieur. Chaque faisceau de viande s'entoure pour ainsi
dire d'une couche d'albumine coagulée. Celle-ci protége la gélatine et les sels, l'acide lactique et la créatine, mais surtout la fibrine même, qui, par l'action
immédiate de l'eau bouillante, deviendrait toujours
plus dure et plus coriace. Et ainsi la viande abandonne à l'eau seulement très-peu de ses parties. Avec
ses principes alimentaires, elle conserve non-seulement sa valeur nutritive, mais encore son goût. Aussi
la ménagère qui veut préparer une viande succu-
lente, savoureuse et nourrissante, a-t-elle grand soin
de faire bouillir l'eau avant d'y plonger la viande.

Mais on s'y prend autrement, s'il s'agit de préparer
un bouillon fortifiant. Si l'on place le morceau de
viande dans l'eau froide, que l'on fait chauffer lentement, les principes alimentaires solubles se séparent
avant que l'albumine ne soit coagulée. Celle-ci même
passe dans l'eau. Si l'extrait bout, alors se forment une
quantité de grumeaux albumineux coagulés, qui sont
écumés avec la substance colorante du sang et d'autres parties adhérentes. Une autre portion de l'albumine forme, par l'effet de la cuisson, une combinaison plus riche en oxygène et soluble dans l'eau. De
même pour la fibrine des muscles qui se trouve en
contact immédiat avec l'eau bouillante. Ainsi se
forme une dissolution qui contient les substances
albumineuses changées, la créatine, la créatinine et
l'acide inosique, la gélatine, l'acide lactique et les
sels, pendant que de petits grumeaux albumineux

et des graisses fondues non dissoutes dans le liquide nagent à sa surface, et forment ce qu'on appelle vulgairement les yeux du bouillon.

Le bouillon est d'autant plus savoureux, la viande d'autant plus fade et coriace qu'on les a fait chauffer plus lentement, et que l'action de l'eau bouillante a été plus longtemps prolongée.

On comprend alors pourquoi en Allemagne, dans les maisons bourgeoises où l'on met la viande dans l'eau froide, on ne mange jamais ou très-rarement la viande sans bouillon, car la viande et le bouillon sont nécessaires pour former notre chair. Dans d'autres contrées, dans les Pays-Bas par exemple, la viande bouillie, sans la soupe, est une nourriture très-ordinaire. Aussi les ménagères hollandaises mettent dans l'eau bouillante la viande qui ne doit pas faire de soupe.

Comme dans ce dernier cas, il se forme aussi dans le rôti une enveloppe autour de la viande. L'albumine se coagule dans les couches extérieures qui, par la décomposition de l'hématosine et par la formation de substances empyreumatiques, prennent une couleur brune poussée jusqu'au brun noir. Cette couche retient la plus grande partie des substances solubles dans la viande, d'où s'échappe seulement en petite quantité un suc épais et très-riche. Une partie des graisses se décomposent, et l'acide stéarique, par exemple, se change en acide margarique. Enfin, une nouvelle substance importante se forme ; car l'acide acétique, résultant de la chaleur sèche que l'on entretient en faisant rôtir, facilite la solution des substances albumineuses. Le vinaigre, comme le sel, rend la viande plus digestible, parce qu'il aide à la dissolution de l'albumine. Aussi dit-on avec raison que le vinaigre rend la viande tendre, et une viande tendre est facile à digérer.

Les gros morceaux de viande bouillie ou rôtie sont quelquefois saignants à l'intérieur, ce qu'on n'aime pas en Allemagne, tandis que les Anglais y voient la marque d'une bonne préparation. Quelle est la cause de cette propriété? C'est que l'hématosine ne se décompose en une substance brune que quand la chaleur est poussée au delà de 70 degrés. Les parties intérieures encore saignantes n'ont pas atteint cette température.

XLVI

Quoique le goût varié des diverses sortes de viandes fasse supposer avec raison des différences dans leur composition, celles-ci sont cependant très-peu importantes dans l'état actuel de nos connaissances, quand il s'agit de la chair des mammifères. La chair du mouton et du chevreuil qui, comme le bœuf, appartiennent aux ruminants, s'accorde le plus exactement avec la chair du bœuf pour son contenu en principes alimentaires. Seulement la graisse du mouton est plus solide que celle du bœuf, c'est-à-dire qu'elle contient plus de stéarine, et en général le chevreuil est plus maigre.

La chair du porc est plus riche en graisse, mais plus pauvre en substance albumineuse que celle du bœuf, quoique cette dernière différence ne soit pas très-sensible.

Mais tous les mammifères dans l'état sauvage se distinguent de nos animaux par leur richesse en créatine. Ceux-ci, au contraire, les surpassent en graisse, et la raison en est naturelle. Pendant que chez le bœuf destiné à l'engrais, le repos favorise la formation de la graisse et modère l'échange des substances, le cerf aspire au sein des forêts, où il s'agite librement, une grande quantité d'oxygène qui change en créatine la substance azotée de ses tissus. De même pour les oiseaux : leur vol puissant et leurs os remplis d'air augmentent la quantité d'oxygène qu'ils respirent. La chaleur animale plus élevée de l'oiseau dans l'air prouve que l'oxygène le consume plus rapidement que le ver qui rampe à terre, et même que le mammifère qui seul partage pourtant avec lui le nom d'animal à sang chaud. De là, la décomposition plus prompte de ces substances albumineuses, parmi lesquelles en outre l'albumine soluble est plus abondante que dans la chair des mammifères ; de là aussi la richesse des muscles de l'oiseau en créatine.

Tandis qu'on ne saurait apercevoir aucune différence régulière entre les mammifères et les oiseaux, pour leur contenu d'eau qui forme les trois quarts du poids de leur chair, l'eau forme les quatre cinquièmes du poids de la chair des poissons. Peu de sang, et par conséquent une couleur blanche pour la plupart, peu de fibrine musculaire, un peu plus de tissus collagènes, et surtout une graisse phosphorée qui ne se borne pas au contenu des vaisseaux sanguins : telles sont ordinairement les propriétés qui caractérisent la chair des poissons. Et cette graisse phosphorée n'est pas la seule différence de qualité que l'on doive remarquer. Car l'albumine soluble des poissons, dont la quantité est à peu près égale à celle que contient la chair des oiseaux, se coagule à la chaleur beaucoup plus facilement que celle des animaux à sang chaud. Elle s'en distingue encore par sa composition, puisqu'elle ne contient pas du tout de phosphore.

XLVII

Nous venons de voir que la viande des animaux se modifie suivant leur espèce, mais elle éprouve encore d'autres influences.

Ainsi la viande des animaux jeunes est plus pauvre en fibrine que celle des adultes, et plus riche au contraire en albumine soluble, en tissu collagène et en eau : par conséquent elle est plus tendre. Cette richesse de gélatine explique pourquoi le jus de viande de veau ou d'agneau est plus vite solidifié que celui du bœuf ou du mouton, car la gélatine est ce qui, dans le jus, forme la gelée en se refroidissant.

L'influence bien connue que, dans la vie ordinaire, la nourriture des animaux exerce sur le goût de leur chair peut-elle servir à établir une distinction précise dans leur composition? Le goût des baies du genévrier qui se retrouve dans la grive, la propriété huileuse que l'on remarque dans la chair de quelques canards et d'autres oiseaux aquatiques qui se nourrissent de poissons, de limaçons, d'écrevisses, est une réponse suffisante à cette question. Du temps de Cook, à O-Taïti, des porcs furent nourris uniquement de fruits ; leur graisse n'avait rien du goût fort qu'elle a presque toujours en Europe, et Forster compare leur chair à celle du veau. De son côté, la science a résolu la question avec une attention spéciale pour les graisses, ou plutôt elle a justement expliqué, la balance à la main, et par des chiffres qui méritent confiance, les faits recueillis pendant des milliers d'années par l'expérience de la vie domestique. On ne saurait plus douter maintenant que les substances avec lesquelles nous engraissons nos bœufs, nos porcs, nos poules, nos oies, c'est-à-dire les raves, les pommes de terre, le son, le sarrasin, le riz et d'autres graines, ne renferment une grande abondance de corps adipogènes. Car dans toutes ces pâtures, nulle substance n'est contenue en plus grande quantité que l'amidon, le sucre et les substances analogues que le corps de l'animal échange en acide lactique, en acide butyrique et en graisse plus pauvre en oxygène. Le gibier doit en grande partie son goût aromatique à sa richesse en créatine. La quantité de créatine diminue au contraire par l'engrais. Ainsi les perdrix perdent leur saveur si on les enferme et si on les nourrit comme des poules, ainsi qu'on le fait quelquefois, dans les hivers trop rigoureux, pour les défendre du froid. Le canard domestique maigrit et prend le goût du sauvage si on lui rend la liberté.

Quoiqu'on ne puisse voir sans répugnance les moyens que l'on emploie pour empâter les oies, l'homme ne recule pas devant des empiétements plus cruels encore sur la vie des animaux pour procurer à son palais de nouvelles sensations. Non-seulement il fait des chapons et des poulardes en retranchant aux coqs et aux poules les organes de la génération, mais il mutile de la même manière des carpes et des mammifères. Pourquoi leur chair devient-elle ensuite plus tendre et plus délicate, c'est ce que la chimie n'a pu encore éclaircir. Les vaches deviennent plus grasses après la perte de l'ovaire. La chasse à courre, dans laquelle autrefois on faisait périr le gibier de fatigue, liquéfie la fibrine, le principe alimentaire le moins soluble de la chair, et ainsi la viande devient plus tendre.

XLVIII

Les viscères que l'on mange fréquemment chez différents animaux, les intestins, à l'aide desquels on prépare les saucisses, le foie, la cervelle, les rognons, la rate, le riz de veau, se rapprochent beaucoup de la viande par leurs propriétés. La différence repose principalement sur des conditions de quantité. Le foie, la rate, le riz de veau, la cervelle et les rognons se distinguent par leur richesse en albumine soluble. Tandis que le riz de veau contient, en outre, beaucoup de tissu collagène et très-peu de graisse, une quantité remarquable de graisse phosphorée s'associe dans la cervelle et le foie aux principes alimentaires ordinaires.

Dans les os, les principes alimentaires azotés sont représentés à peu près seulement par le tissu collagène. Quoiqu'il n'y ait plus à douter que la gélatine ne puisse se transformer en albumine, ce changement s'opère cependant avec trop de lenteur pour que les os seuls puissent fournir un aliment convenable. La gélatine qui, comme telle, manque dans le sang sain, et qui doit par conséquent se transformer d'abord en albumine pour devenir une partie substantielle du sang, est, à cause de cela, moins digestible que l'albumine, quoiqu'elle se dissolve facilement dans le suc gastrique. Les os ne manquent ni de graisse ni des sels les plus importants. Mais, comme ceux-ci ne passent qu'en partie dans les tablettes que l'on fait avec la gélatine des os pour en préparer des bouillons, l'usage de ces tablettes comme d'un aliment principal est doublement récusable. Aussi, dès le temps de Cook et de Forster, les Anglais, qui ont devancé tous les autres peuples dans l'art de préparer une bonne nourriture, faisaient ces tablettes avec de la gelée de bouillon de viande. Quoiqu'on employât aussi les os et d'autres déchets pour préparer ces tablettes, c'était pourtant toujours la viande fraîche de bœuf qui fournissait la principale partie de la gelée. Une fois dissoutes, ces tablettes peuvent soutenir la comparaison avec le véritable bouillon de viande, et ont droit au nom de soupe portative. C'est d'après ces principes que l'on a préparé, dans ces derniers temps, du biscuit de viande, dans lequel les parties savoureuses et fortifiantes de la viande sont mêlées aux principes alimentaires de la farine de froment. Ce que l'on vend en France sous le nom de tablettes de bouillon n'est autre chose que de la gélatine, un produit difficilement digestible, peu nourrissant, et par conséquent plus digne de blâme que d'encouragement. Point d'économie plus voisine de la prodigalité que celle des ménagères qui, pour épargner la viande, font de la soupe avec ces tablettes; car ce bouillon ne répare pas les dépenses du corps, et ainsi, à une dépense inutile de la bourse, se joint un inévitable appauvrissement du sang.

XLIX

Aucun autre aliment ne réunit en soi aussi complétement les avantages de la viande que l'œuf de la poule.

Le jaune d'œuf et le blanc d'œuf se composent principalement de corps albumineux : le jaune d'œuf se forme de la vitelline, qui surpasse l'albumine en contenu d'oxygène; le blanc consiste en albumine soluble, qui contient un peu plus de soufre que celle du sang, et en un corps albumineux très-riche en soufre, difficilement soluble, qui se présente sous la forme de pellicules formant des cellules autour de l'albumine soluble.

Pourquoi l'œuf durcit-il par la cuisson? Le caractère principal de l'albumine fournit la réponse. La chaleur de l'eau bouillante pénètre l'épaisse dissolution d'albumine : l'albumine se coagule.

Le blanc de l'œuf contient plus d'eau que le jaune ; celui-ci n'en renferme qu'un peu plus de la moitié de son poids : l'eau forme les quatre cinquièmes du poids du blanc d'œuf. Le jaune au contraire est plus riche en substance albumineuse et en graisse. Beaucoup d'oléine et peu de margarine, moins de graisse phosphorée, et encore moins de cholestérine composent l'huile de l'œuf.

Que manque-t-il encore à l'œuf, après cette énumération, pour qu'il puisse à lui seul offrir un aliment complet? Seulement les sels et les chlorures du sang, et ceux-ci se retrouvent tous dans les principes inorganiques du blanc et du jaune d'œuf.

L

La chair fait la chair. Ainsi dit un proverbe populaire. Je m'unis volontiers à cette manière d'apprécier la viande dans ses rapports avec notre corps, car elle est plus juste que si l'on disait : La chair fait le sang. Non-seulement la potasse qui prédomine dans la chair la distingue du sang plus riche en soude, mais tandis que le sang contient beaucoup plus d'albumine que de fibrine, dans les muscles la fibrine l'emporte sur l'albumine.

La viande est donc bien plus propre à réparer les pertes de nos muscles que celles du sang.

Est-ce en contradiction avec ce que nous avons vu, que tous les aliments doivent passer par le sang pour arriver aux tissus? Nullement. Le chyle, qui provient de la viande, se mêle comme tous les autres avec le sang, auquel il est amené par le conduit thoracique. Mais comme, d'après les lois de l'attraction, et non par hasard, notre chair est composée en grande partie de chlorure potassique, de phosphate de chaux et de fibrine, nos muscles doivent profiter d'une plus grande abondance de ces parties dans le sang.

Et en effet, avec une nourriture composée principalement de viande, la fibrine passe en plus grande abondance dans le sang. La vigueur des muscles est la suite nécessaire de cette abondance de fibrine dans le sang. Ne reconnaît-on pas les tribus indiennes de l'Amérique du Nord et de celle du Sud qui vivent de la chasse, à la fermeté de leur charpente musculaire, à la vivacité de leurs mouvements? La chair des bestiaux ne produit-elle pas le même effet chez les Tartares et les Kalmouks, chez les peuples pasteurs des Alpes et des montagnes de l'Écosse? Qui ne connaît la supériorité de l'ouvrier anglais, que fortifie son roast-beef, sur le lazzarone napolitain, dont la nourriture végétale explique en grande partie la paresse? Et enfin, la faiblesse des Lapons et des

Samoyèdes, des Groënlandais et des Kamtchadales, qui ne vivent presque que de poissons, dont la chair ne fournit que les deux tiers de la fibrine qu'on trouve chez les mammifères, n'est-elle pas aussi une nouvelle preuve de la justesse du mot : La chair fait la chair ?

Plus nos mets de viande sont riches en albumine soluble et pauvres en fibrine et en graisse, plus ils sont facilement digestibles, si d'autres substances ne leur enlèvent pas cette propriété. Ainsi la chair des pigeons et des poules est plus digestible que la viande du veau, qui l'est à son tour plus que les muscles du bœuf, du mouton et du chevreuil. La chair du cheval, sans aucun doute, se rapproche beaucoup de ces dernières. Son emploi utile comme aliment a été connu des Mongols, des Patagons, des Aucas, et même des peuples chrétiens de l'Europe aux époques de famine, et dans ces derniers temps, les recherches de médecins français l'ont constaté scientifiquement (1). C'est donc à tort que saint Boniface proscrivait comme coutume païenne l'usage de la chair de cheval, et que le Dalaï Lama l'a défendu, tout aussi bien que le pape Grégoire III. Leur richesse en graisse range les muscles des porcs et des oies parmi les aliments de digestion difficile. Et en revanche la plupart des venaisons doivent leur supériorité à leur moindre quantité de

---

(1) Voir GEOFFROY-SAINT-HILAIRE (Is.), *Lettres sur les substances alimentaires, et particulièrement sur la viande de cheval*. Paris, Victor Masson, 1856; 1 vol. grand in-18.

graisse, qui les distingue de nos animaux domestiques soumis au régime de l'engrais.

La chair des poissons devrait, à cause de sa pauvreté en fibrine et de sa richesse en albumine soluble, passer pour très-digestible. Mais sa graisse
phosphorée la rend difficilement soluble dans les
sucs digestifs. Il en est de même de la cervelle et du
foie chez tous les vertébrés. De tous les viscères, le
plus digestible est le riz de veau, qui se distingue
par sa pauvreté en graisse et en fibrine, ainsi que par
sa richesse en albumine soluble.

La formation de l'acide acétique à l'extérieur, et
la moins complète coagulation des parties intérieures
qui restent souvent saignantes dans les gros morceaux rôtis, parce qu'elles n'arrivent pas à un assez
haut degré de chaleur, rendent la viande rôtie, si
elle n'est pas trop grasse, plus digestible que la
viande bouillie.

Les œufs cuits mous sont en général plus solubles
que les durs. Mais comme l'albumine dissoute se
coagule par l'acide du suc gastrique pour se dissoudre de nouveau, la digestibilité de l'œuf dur,
si la cuisson n'est pas poussée trop loin, n'est pas
notablement altérée.

Comme toutes les sortes de viandes contiennent
assez de graisse et de sels pour réparer les parties
inorganiques du corps humain perdues par les
excrétions et les graisses transformées, on peut
regarder la viande la plus riche en corps albumineux comme la plus nourrissante. Ainsi la chair du

chevreuil et du bœuf est plus nourrissante que celle du veau, et celle-ci l'est beaucoup plus que le poisson. Au contraire, la chair des poulets et des pigeons est plus nourrissante que celle du bœuf, à laquelle elle ne le cède pas en substances albumineuses, tandis qu'elle tient le premier rang en digestibilité. Enfin la chair du porc est moins nourrissante que celle du bœuf, pour deux raisons : elle est moins riche en combinaisons albumineuses, et sa plus grande quantité de graisse la rend moins digestible.

Par la richesse du sang en fibrine, le cœur aussi, qui est un tissu de fibres musculaires, est plus puissamment nourri, et par suite, l'activité de la circulation s'élève. L'excitation de cette activité, que l'on éprouve après un large usage de venaison, indépendamment de la richesse en substances albumineuses, doit vraisemblablement s'attribuer en partie à une proportionnelle augmentation de créatine.

La formation du sang et la nutrition sont donc favorisées, comme tous ces faits le prouvent, par l'usage de la viande comme aliment. Faut-il s'étonner qu'après un large usage de viande ou d'œufs, toutes les sécrétions et les excrétions qui contiennent des substances albumineuses ou des combinaisons provenant de celles-ci, augmentent en quantité et surtout en contenu de substances azotées? que la semence se forme plus abondante, que le lait augmente, et que la quantité d'urée et d'acide urique expulsée dans les vingt-quatre heures s'élève sensiblement? Faut-il s'étonner que le sang coule plus impétueux,

que les muscles se contractent avec plus de vigueur,
et que les facultés génératives soient plus puissamment excitées ? Tant il est vrai que la formation d'un
sang plus riche donne la première impulsion à l'é-
change rapide des substances; tant il est vrai que
toute augmentation d'activité doit être rapportée à
une provision suffisante de matière.

CHAPITRE III

LE PAIN ET LES GATEAUX.

LI

Toutes les céréales, depuis le riz et le maïs, l'avoine et l'orge, jusqu'au seigle et au froment, contiennent dans leurs graines un mélange de beaucoup d'albumine végétale non dissoute, avec un peu de gélatine végétale. Cette dernière combinaison, qui, comme l'albumine végétale, appartient aux corps albumineux, est une substance glutineuse qui communique sa propriété à tout le mélange. Aussi le nomme-t-on le gluten. Au gluten, que l'on avait d'abord regardé à tort comme une substance simple, s'associe, dans la plupart des céréales, une petite quantité de gélatine végétale soluble.

Les corps adipogènes sont abondamment répandus dans la farine des céréales. Car celles-ci contiennent une si grande quantité d'amidon, qu'elle surpasse de beaucoup celle des corps albumineux. Auprès de l'amidon se trouve toujours un peu de dextrine, et autrefois on avait cru y reconnaître le sucre. De nouvelles recherches ont pourtant démontré que ce résultat était erroné, au moins pour la farine de froment fraîche.

Une petite quantité de graisse déjà formée accompagne les corps adipogènes.

Enfin, toutes les substances inorganiques du corps humain se rencontrent dans la graine des céréales : la soude et la potasse, la magnésie et la chaux, le fer et le chlore, le fluor, l'acide phosphorique et l'acide sulfurique. Parmi les sels prédominent les phosphates d'alcalis et de terres ; parmi les terres, la magnésie.

LII

La différence dans la composition des graines céréales est beaucoup plus grande qu'on n'aurait pu s'y attendre d'après la parenté naturelle des plantes qui les produisent, et qui toutes appartiennent aux graminées.

Le gluten et l'amidon sont les principales substances dont la quantité varie dans les céréales. En général elles se trouvent toutes deux en proportion inverse. Ainsi le froment, le seigle et l'orge sont les plus riches en gluten, et les plus pauvres en amidon, tandis que dans le riz et le maïs on trouve une plus grande abondance d'amidon sur une moindre quantité de gluten.

La potasse l'emporte de beaucoup sur la soude dans les céréales. Les plus nouvelles recherches l'ont démontré pour le froment, l'orge, le seigle, l'avoine et le riz.

Enfin le maïs se distingue par son riche contenu de graisse.

Dans les cellules les plus externes de l'albumen des céréales se trouvent beaucoup plus de gluten et de graisse que dans les intérieures. Aussi le riz mondé et l'orge perlé ont-ils perdu une grande partie de leur valeur nutritive, et le pain bis est-il beaucoup plus nourrissant que le pain de farine blutée. Malheureusement, le pain bis contenant beaucoup de cellulose dure, est difficilement digestible, et, chez des organes sensibles, il cause une forte irritation, qui peut occasionner la diarrhée. On ne peut donc nullement remplacer en général la farine blutée par la non blutée.

Si l'on réfléchit que le soin des troupeaux et la culture des terres appartiennent aux plus anciennes industries de l'homme, on ne s'étonnera pas que la pratique ait précédé la science de quelques milliers d'années dans l'art d'obtenir de riches produits. Dans combien de cas la science ne s'est-elle pas vue réduite à expliquer convenablement les faits acquis par l'expérience! Mais combien de fois aussi l'explication scientifique des procédés adoptés par l'usage ne nous a-t-elle pas préservés de faux pas qu'on ne peut éviter avec certitude que quand un examen approfondi de toutes les causes a donné une direction assurée à l'expérience, qui se borne nécessairement à l'observation de faits isolés! Si l'agriculteur était aussi disposé à admettre cette vérité que devrait l'être le naturaliste à reconnaître le mérite de la pratique, on verrait la puissance du savoir s'unir à celle de la richesse, et toutes deux diriger leurs efforts vers un but commun au lieu de les dissiper dans un stérile antagonisme. Mais trop souvent, à l'orgueil opiniâtre du savant, l'agriculteur oppose une obstination étroite. L'un veut, par ses thèses, renverser tous les résultats de l'expérience agricole : il oublie que de nouvelles découvertes ont aussi souvent confirmé que contredit l'ancienne pratique ; l'autre ne se fie jamais qu'à ce qu'il a fait lui-même.

Ce que l'engrais produit sur le bétail, la fumure le produit sur les champs. Tandis qu'il s'agit de développer chez les bestiaux une large abondance de graisse, la formation d'une forte quantité de gluten est le but où doivent tendre les efforts du cultivateur. Plus la quantité d'azote incorporé à la terre sous forme d'ammoniaque par le fumier sera grande, plus grande aussi sera celle du gluten destiné, dans les graines des céréales, à renouveler le sang de l'homme.

Après l'engrais, la chaleur exerce l'influence la plus importante sur la masse de gluten que les céréales extraient du sol en été ; et sous les rayons d'un soleil ardent, il se forme plus de gluten dans les céréales que dans les blés d'hiver et dans les contrées du Nord.

LIII

Quoique l'on fasse du pain avec toutes les sortes de céréales, avec le riz dans l'Inde, avec le maïs dans le Tyrol et sur les côtes d'Or de Guinée, le froment et le seigle fournissent pourtant la farine le plus souvent et le plus généralement employée à la fabrication du pain.

Notre pain ordinaire se fait à l'aide du levain : aussi le nomme-t-on pain levé. Le levain n'est autre chose qu'une partie de la pâte ordinaire, que l'on met en réserve jusqu'à la prochaine fournée, afin qu'elle ait le temps de devenir acide. La fermentation y développe l'acide lactique et l'acide acétique. Le levain peut remplacer la levure. Dans tous deux, une combinaison albumineuse est cause que le sucre, qui s'est formé dans la pâte, entre en fermentation vineuse. Ainsi le sucre se transforme en alcool qui se volatilise, et en acide carbonique qui est enfermé dans le gluten visqueux et retenu dans le pain.

La farine, le ferment, l'eau et le sel forment la pâte. Dans celle-ci déjà une partie de l'amidon se change en sucre, lequel, à son tour, est changé, par le levain ou la levure, en alcool et en acide carbonique. L'acide carbonique retenu par le gluten produit dans la mie les trous qui rendent le pain plus léger.

Par la cuisson, dans les couches extérieures du pain, une autre partie d'amidon se change en dextrine et en sucre. L'albumine soluble se coagule, l'alcool s'échappe. La surface se brunit à la chaleur qui la grille. Il se forme une substance d'une amertume agréable, composée sous l'ardeur du feu de divers mélanges organiques. C'est l'assamare. Elle est si facilement soluble dans l'eau, qu'elle s'imbibe de l'eau que contient l'air.

Le bon pain de froment est blanc; le pain de seigle est noir. Comme le froment contient plus de gluten que le seigle, cette proportion se conserve dans les pains de seigle et de froment. Et comme le gluten retient l'acide carbonique que la fermentation vineuse du sucre a dégagé, on comprend pourquoi le pain de seigle, plus pauvre en gluten, est toujours beaucoup moins levé que celui de froment.

Le pain rassis n'est guère plus sec que le pain frais. En cinq jours, le pain frais perd environ un centième de son contenu d'eau. Il prend la propriété du pain rassis, même lorsqu'on le laisse refroidir dans un air saturé d'eau. On peut au contraire changer le pain rassis en pain frais en le remettant au four, où il doit perdre une grande quantité d'eau. La chaleur et le froid produisent sur les particules un changement dont la science cherche encore la description. Tout ce qu'on a de positif, c'est que le pain rassis est dur et solide, mais que la siccité n'en est qu'une propriété accidentelle.

LIV

Alors même que le pain serait aussi digestible que la viande, il faudrait encore le regarder comme moins nourrissant sous le rapport des substances albumineuses. Car le pain, en moyenne, n'en contient qu'un peu plus de la moitié de ce qu'en renferme la viande de bœuf.

Mais, outre cela, la digestibilité du pain et de la viande n'est pas égale. Car le gluten se dissout plus difficilement dans nos sucs digestifs que la fibrine des muscles, et il s'accorde moins avec les substances albumineuses du sang. Il met donc plus de temps à se transformer en celles-ci.

L'amidon, si abondant dans le pain, doit se changer en graisse. Et par là est au moins compensée la solubilité moindre des graisses déjà formées de la viande.

Pour la graisse que les excrétions retirent du sang, le pain est une source beaucoup plus abondante que la viande. Car plus d'un tiers du pain de froment consiste en amidon, pendant qu'il contient pour un dixième de son poids de dextrine, outre une petite quantité de sucre.

Cette prédominance des corps adipogènes explique pourquoi le pain contient beaucoup plus de parties solides que la viande. Car, dans le pain, l'eau forme moins de la moitié du poids total.

Mais cette abondance de substances adipogènes n'est nullement en proportion avec la moindre quantité de graisse que l'on trouve dans le sang ; une comparaison entre la valeur nutritive de la viande et celle du pain doit donc tourner à l'avantage de la première.

Entre les différentes sortes de céréales elles-mêmes, le contenu en substances albumineuses est la mesure de la valeur nutritive, car dans toutes se rencontre une grande abondance de corps adipogènes. Le froment, l'orge, le seigle, l'avoine, le maïs et le riz forment une échelle dont le froment occupera le premier degré, et le riz le dernier, si l'on prend la valeur nutritive pour mesure. On ne trouve dans le riz que les deux cinquièmes des substances albumineuses contenues dans le froment. Le pain fabriqué avec les différentes céréales garde, quant à sa valeur nutritive, la même proportion. Et ainsi la science de la chimie justifie l'ancien usage de préférer, pour notre pain, le froment et le seigle à toutes les autres céréales.

LV

Comme les civets et les ragouts composés de viandes diverses, les pâtisseries appartiennent plutôt à un livre de cuisine qu'à un traité de l'alimentation. Les œufs, la graisse, le sucre, les différentes épices, les amandes, les fruits frais ou secs sont mêlés aux farines des diverses céréales, et toutes ces substances ont dans ce livre une place où l'on s'en occupe.

Pourquoi les pâtisseries sont-elles moins saines que le pain ? C'est une question qui touche de si près tant de ménagères enthousiasmées de leur savoir, que je me crois obligé d'y répondre.

La substance que beaucoup tiennent pour la plus dangereuse et qui l'est le moins, c'est le sucre. Le sucre, s'il n'est pas introduit avec excès dans les gâteaux et les tartes, se change en acide lactique, qui aide l'estomac à digérer. Mais la graisse qui se trouve dans le beurre, prodiguée dans certains gâteaux avec les œufs et les amandes, rend beaucoup de pâtisseries difficiles à digérer, et d'autant plus difficiles que, par la cuisson, une plus grande partie de la graisse est décomposée. Ainsi les macarons, les gâteaux d'amandes ou ceux de chocolat qui contiennent la graisse du cacao, sont d'une digestion plus difficile que la plupart des gâteaux de fruits et les autres pâtisseries où ne se trouvent ni cacao ni amandes.

Pour ceux-ci encore, la difficulté de digestion correspond exactement à la quantité de beurre et de jaune d'œuf qu'ils contiennent. Car c'est dans le jaune principalement qu'il faut chercher la graisse de l'œuf. Aussi la plus innocente des pâtisseries est celle qui contient le moins de beurre et d'œuf.

L'assamare qui se forme dans le four à la surface du pain, se forme de la même manière dans toutes les autres préparations de farine. C'est surtout cette substance qui, en absorbant à l'extérieur l'eau contenue dans l'air, et à l'intérieur l'eau que contient le gâteau lui-même, en rend la croûte humide.

Pourquoi la pâtisserie enfermée dans des boîtes où elle est garantie du contact de l'air extérieur, devient-elle cependant plus humide? Parce que, dans un espace clos, l'eau qu'elle contient ne peut s'évaporer, et qu'ainsi le tout se sèche moins. Le sucre dont on saupoudre ordinairement la surface et l'assamare attirent l'eau contenue à l'intérieur de la pâte; aussi trouve-t-on au bout de quelque temps le sucre fondu et la croûte moisie.

CHAPITRE IV

LES POIS, LES FÈVES ET LES LENTILLES.

LVI

Les pois, les fèves et les lentilles sont classés ensemble sous le nom de Légumineuses. Si l'on voulait partager les aliments en deux groupes généraux dont l'un comprendrait les plus nourrissants, il faudrait réunir dans celui-ci les légumineuses, la viande et le pain.

Car la légumine, que l'on trouve chez toutes les légumineuses, est si abondante dans les pois, les fèves et les lentilles, que ce corps albumineux l'emporte non-seulement sur le gluten contenu dans le pain, mais aussi sur la fibrine que contient la viande. La légumine est soluble dans l'eau. L'acide acétique en forme, dans une solution d'eau, un précipité qui ne se redissout pas dans un excès de cet acide. Elle ne se coagule pas par la cuisson seule, ce que fait très-bien l'albumine végétale que l'on trouve, comme dans les céréales, dans les légumineuses, en petite quantité.

Un contenu important d'amidon qu'accompagnent

une assez grande quantité de dextrine et quelquefois, dans certaines espèces, le sucre, représente les corps adipogènes, à l'intérieur des pois, des fèves et des lentilles. La peau de celles-ci et même la gousse verte de quelques haricots que l'on mange en entier, se compose en grande partie d'un corps qui dans toutes les plantes forme la jeune paroi des cellules et a été nommé pour cette raison *cellulose*. La cellulose appartient aux corps adipogènes. Sa composition est semblable à celle de l'amidon, et elle se change comme lui en sucre par les acides. Mais ce changement s'opère avec tant de lenteur, que la cellulose non soluble dans l'eau appartient aux principes alimentaires très-difficilement digestibles, d'autant plus que les alcalis contenus dans notre salive, la bile, le fluide pancréatique et le suc gastrique, dissolvent très-peu la cellulose.

La graisse déjà formée qui, chez les légumineuses, accompagne les corps adipogènes, s'y trouve si rare, que les pois, les fèves et les lentilles, sans leur richesse en amidon et en dextrine, ne seraient pas en état de réparer la graisse de notre corps que nous exhalons constamment, après qu'elle a été brûlée sous forme d'eau et d'acide carbonique.

On trouve dans les légumineuses tous les chlorures et les sels du sang, et ceux qui sont les plus importants, les phosphates d'alcalis et de terres, dans la plus grande abondance.

LVII

La légumine doit son nom à cette circonstance qu'elle forme le principe alimentaire le plus important des légumineuses, car elle représente les corps albumineux dans les pois, les fèves et les lentilles, qui contiennent avec elle une petite quantité seulement d'albumine soluble.

Comment se fait-il que les pois, les fèves et les lentilles deviennent durs par la cuisson, quoique la légumine ne se coagule pas dans l'eau bouillante, et que la quantité d'albumine soluble qui se coagule soit si petite ? C'est que le chimiste et la cuisinière se servent d'une eau très-différente. Le chimiste opère avec une eau à laquelle toutes les parties dissoutes ont été enlevées. Il fait d'abord se vaporiser par la chaleur l'eau de pluie ou de fontaine, il condense ensuite la vapeur par le froid, afin que l'eau obtenue de cette manière ne contienne plus de combinaisons de chaux, lesquelles ne manquent jamais entièrement dans l'eau de la cuisinière. Mais, pendant la cuisson, la chaux s'unit à la légumine et la change en un corps très-dur. Et comme l'eau de pluie contient moins de chaux que l'eau de fontaine, les pois y restent plus tendres que dans celle-ci.

Par la cuisson dans l'eau de pluie, qui contient moins de chaux, une partie notable de la légumine se dissout. Il y a donc bénéfice pour le sang et pour la bourse à ne pas manger les pois, les haricots et les lentilles comme légumes, mais sous forme de soupe. De même qu'il faut joindre le bouillon à la viande bouillie, pour ne pas perdre les parties les plus digestibles et les plus nourrissantes de la viande, aussi pour les pois, les haricots et les lentilles, le bouillon vaut mieux que le reste. Une bonne partie des principes alimentaires est gaspillée, si l'on mange comme légumes les pois cuits dans l'eau et si l'on perd le bouillon.

Les solutions épaisses de légumine se coagulant à l'eau bouillante, ce qui n'arrive pas quand elles sont suffisamment diluées, il faut, pour obtenir des pois une soupe fortifiante, les faire cuire à l'eau de pluie froide. Les cellules des pois elles-mêmes contiennent une épaisse solution de légumine. Si l'on mettait d'abord les pois dans l'eau bouillante, une grande partie de la légumine se coagulerait sur-le-champ. La substance coagulée resterait dans les cellules, et par suite une quantité notable de la partie la plus nourrissante demeurerait sur le tamis et serait perdue comme déchet. Il faut donc, pour avoir une soupe aux pois nourrissante, suivre la même règle que pour un bon bouillon de viande. Il faut les mettre dans une eau froide que l'on fait chauffer lentement.

LVIII

Pour la digestibilité, les légumineuses, si on en sépare les gousses et l'écorce, tiennent le milieu entre la viande et le pain. Car si la fibrine et l'albumine de la viande ont plus de rapport avec les parties de notre sang, la légumine est plus soluble que le gluten du pain.

Seulement, si une eau chargée de chaux, comme il arrive souvent, a durci la légumine, et si les écorces rendent les graines trop difficiles à digérer, les pois, les haricots et les lentilles n'offriront qu'un mets indigeste et flatueux. Il est donc utile de préparer à l'eau de pluie la soupe aux légumineuses, et, après la cuisson qui rompt leur écorce, de les passer au tamis. Les estomacs vigoureux peuvent seuls digérer les pois, les haricots et les lentilles avec leurs écorces.

Si les légumineuses ne peuvent, sous le rapport de la digestibilité, supporter la comparaison avec la viande, elles l'emportent d'ailleurs en parties solides. Car l'eau, en moyenne, ne forme pas un septième de leur poids. Et si la viande contient environ les trois quarts de leur contenu en corps albumineux, les corps adipogènes et les sels se trouvent dans les légumineuses en plus grande abondance.

Aussi produisent-elles plus de sang et de chair, plus de semence et de lait. Aussi sont-elles la consolation du pauvre, auquel la viande est si rarement et si parcimonieusement départie.

J'ai déjà fait remarquer que la légumine est très-
riche en phosphore. Or, le cerveau ne peut exister
sans la graisse phosphorée qu'il doit au phosphore
de l'albumine et de la fibrine du sang. Le phosphore
ne peut provenir d'aucun autre élément. La conclu-
sion forcée est donc que la viande, le pain, les pois
sont nécessaires pour que le cerveau reçoive sa nourriture, et que les aliments qui, comme le poisson et
les œufs, contiennent des graisses phosphorées déjà
formées, doivent faciliter l'arrivée de cette substance
particulière au cerveau. De la graisse phosphorée
dépend la naissance, et par suite la fonction du cerveau. C'est ce qui a fait dire en plaisantant qu'un
homme intelligent a beaucoup de phosphore dans la
cervelle. Aucun naturaliste ne prendra cela au sérieux. La composition d'un organe souffre autant du
trop que du trop peu. Les lois de l'attraction normale qui règlent la nourriture des tissus ne permettent pas l'affluence exubérante d'une substance isolée,
tandis que la fonction souffre, si la substance se produit en proportion insuffisante. On ne doit donc pas
s'attendre à trouver chez les grands penseurs aucune
exubérance de phosphore. Et cependant l'assertion
reste vraie : sans phosphore, point de pensée.

CHAPITRE V

LIX

La viande avec les légumes forme une nourriture si généralement en usage dans nos climats tempérés, qu'on ne peut s'empêcher de supposer que l'une complète l'autre. Et en effet, si l'on examine la composition des choux de différentes espèces, des épinards et de l'oseille, de la salade et du houblon, du pourpier et des asperges, on trouve que les neuf dixièmes de leur poids consistent en eau sur un demi-centième à peine d'albumine soluble. Et quoique leur contenu en corps adipogènes, surtout en cellulose et en dextrine, accompagnées d'amidon, de cire et de la substance colorante azotée des plantes, surpasse la quantité d'albumine, il n'en résulte pas moins, d'après la considérable quantité d'eau qu'ils renferment, que les corps adipogènes eux-mêmes ne peuvent former proportionnellement qu'une petite partie de leur poids.

Au contraire, les feuilles et les tiges des légumes

que nous mangeons contiennent des acides organiques; les asperges et la plupart des choux, l'acide malique; l'oseille, l'acide oxalique. Celui-là est composé de carbone, d'hydrogène et de beaucoup d'oxygène, et celui-ci, comme l'acide carbonique, est composé seulement de carbone et d'oxygène, mais moins riche en oxygène que l'acide carbonique; tous deux sont en état de tenir en dissolution l'albumine soluble de la viande. Dans l'asperge, l'acide malique est accompagné d'une substance particulière, l'asparagine, qui ne possède ni les propriétés acides ni les propriétés basiques, et qui est remarquable par son contenu d'azote. Enfin la choucroûte, qui réjouit l'Allemand, comme elle fait la consolation du matelot anglais, doit son goût acide à l'acide lactique. Le chou blanc, coupé en tranches que l'on met avec du sel dans des tonneaux, y subit une fermentation qui développe l'acide lactique et, en outre, de l'acide butyrique.

L'action dissolvante de ces acides qui opère sur la fibrine de la viande, est secondée par un riche contenu de chlorures et de sels. Dans le chou blanc et l'asperge, la salade et le chou de Bruxelles, la potasse l'emporte de beaucoup, tandis que dans l'épinard le poids de la soude est le double de celui de la potasse. Le chou de Bruxelles se distingue par beaucoup de chaux et de magnésie, tandis qu'on a trouvé dans les tiges et les feuilles de la salade, dans le chou-fleur et les asperges, des traces de manganèse, métal qui offre avec le fer la plus grande analogie.

LX

Faut-il s'étonner que tous ces légumes, dont les restes solides représentent souvent à peine le dixième du poids de la partie fraîche et qui, en l'absence de corps albumineux non solubles, contiennent plus de sels que d'albumine et régulièrement quelques acides organiques, soient regardés, à côté de la viande, comme des aliments propres à rendre le sang plus léger? D'abord, par eux-mêmes ils fournissent très-peu au sang, comme le prouve la faiblesse musculaire des habitants des tropiques qui se nourrissent de végétaux; en outre, ils aident à la dissolution des corps albumineux de la viande dans le canal digestif, et même, après s'être mêlés au sang, ils peuvent maintenir à l'état liquide l'albumine et la fibrine.

La cellulose, si abondante dans quelques espèces de choux, et principalement dans les tiges, appartient aux principes alimentaires de digestion difficile, et elle explique l'effet flatueux qu'ils causent souvent sur des organes digestifs trop faibles. La choucroûte, au contraire, se digère facilement, grâce à la quantité d'acide lactique qu'elle contient. C'est donc à tort qu'on donne à cette utile nourriture la réputation d'aliment indigeste, qui s'appliquerait à bien plus juste titre à la viande de porc et à la purée de pois qu'on y joint si fréquemment.

Il résulte de tout ceci que les légumes seuls ne

peuvent réparer qu'en faible partie les substances du sang perdues, et que leur usage exclusif ne fournit aux tissus qu'une nourriture insuffisante. Non-seulement les muscles perdront leur force, mais le cerveau lui-même recevra trop peu de substance. De là, l'irrésolution et le lâche abandon de soi-même que l'on remarque chez les Indous et les autres peuples des régions tropicales, qui vivent presque exclusivement de végétaux.

Et si, d'ailleurs, les principes alimentaires des légumes exigent, pour se changer en acide carbonique et en eau, moins d'oxygène que la viande, le pain et les légumineuses, sans pourtant que par là soit diminuée la quantité d'oxygène que nous aspirons, on comprendra pourquoi l'homme nourri seulement de légumes peut exhaler plus d'acide carbonique que celui qui est fortifié par la viande, le pain et les légumineuses. Aussi les légumes seuls ne rassasient que pour peu de temps, car, en outre, le sang et les tissus ne sont qu'insuffisamment pourvus d'albumine. Ces tissus appauvris d'albumine fournissent à leur tour moins de produits de décomposition azotés, et la quantité d'urée et d'acide urique excrétée dans les vingt-quatre heures diminue sensiblement. Cependant la quantité absolue d'urine est augmentée par les sels et les acides des légumes, et tout le monde sait avec quelle promptitude l'odeur décèle l'attraction exercée par les reins sur les substances que les asperges apportent au sang.

Si la somme de viande prise à nos repas est compensée en partie par des légumes pauvres en albumine, l'apport de substances albumineuses sera proportionnellement réduit, et la digestion du tout en sera facilitée. De cette manière, il se forme un mélange qui tient le milieu entre la viande et les légumes; le sang possède plus d'eau que la viande, et plus de parties solides que les légumes; et si l'on additionne les corps albumineux que contient la viande et ceux que contiennent les légumes, si l'on partage la somme en deux parties égales, il en résultera, pour la quantité de principes alimentaires secs, un contenu d'albumine qui correspond de très-près à celui du sang. Ainsi ce qui semblait n'être qu'un hasard devient une règle dont on connaît les causes : ce n'est plus le caprice du goût qui domine dans le choix des aliments, on y voit la nécessité d'une loi; on comprend le rapport qui existe entre la nourriture et le sang, et la lumière pénètre dans la nuit qui couvrait l'empire de la science, et le peuplait de fantômes nébuleux créés par les rêves de la téléologie.

CHAPITRE VI

LES POMMES DE TERRE ET LES RAVES.

LXI

Quoiqu'il soit d'usage, dans la vie ordinaire, de placer les pommes de terre et les raves sur la même ligne que les légumes, on ne doit pas oublier pourtant que ces racines et ces tubercules contiennent beaucoup plus de parties solides que les légumes. Car en moyenne ils ne renferment pas plus d'eau que la viande.

Peut-on comparer, pour la vertu nutritive, les pommes de terre et les raves à la viande? Ici l'on voit combien il est important de comparer au mélange du sang la proportion dans laquelle sont représentés les différents groupes des principes alimentaires parmi les parties solides, lorsqu'il s'agit de prononcer sur la valeur nutritive.

En effet, dans les pommes de terre, dans les navets, les carottes et les betteraves, dans les salsifis et les topinambours, les poireaux et les céleris, les échalottes et les oignons, les radis et le raifort, on trouve que les corps adipogènes surpassent l'albumine à peu près de tout ce dont celle-ci devrait les excéder pour que les racines énumérées ci-dessus fussent en état d'entretenir la composition du sang. Tandis que l'albumine soluble, qui seule dans ces racines représente les corps albumineux, s'élève ordinairement à un centième du poids total, et rarement à deux, les corps adipogènes oscillent entre le cinquième et le quart de ce poids.

Mais dans chaque espèce de racines et de tubercules, les corps adipogènes sont très-différents. A la vérité on rencontre dans tous la cellulose et la dextrine; mais pendant que les pommes de terre se distinguent par leur richesse en amidon, nous trouvons une abondance de sucre dans les carottes et les betteraves, ainsi que dans les topinambours et les salsifis.

Ces dernières plantes si riches en sucre contiennent, ainsi que les navets, une nouvelle combinaison de carbone, d'hydrogène et d'oxygène, qui, en proportion de son hydrogène, contient plus d'oxygène que les corps adipogènes. Comme dans les fruits verts cette substance épaissit les parois des cellules composées de cellulose, on la nomme pectose. Par la cuisson, elle se change en un acide gélatineux que l'on a nommé acide pectique. Mais comme l'acide pectique n'est pas changé en sucre par nos sucs digestifs, ni même par des moyens artificiels, on ne saurait ranger parmi les corps adipogènes ni la pectose, ni l'acide pectique.

Dans les pommes de terre et les carottes, la graisse

se rencontre en très-petite quantité. A côté de la graisse, on a aussi trouvé dans les topinambours des traces de cire. Les noix de terre (tubercule du *cyperus esculentus*) contiennent, outre une grande quantité d'amidon, beaucoup d'huile grasse.

La saveur piquante qu'offrent l'ail et les poireaux, les radis et le raifort, les oignons et le persil, est produite par des huiles volatiles particulières. Car ces huiles, lorsqu'elles sont extraites et séparées, possèdent entièrement l'odeur piquante particulière et la saveur mordante des plantes elles-mêmes. L'huile de l'ail, qui surpasse toutes les autres par son odeur pénétrante et son goût, est peu soluble dans l'eau, et offre un composé de carbone, d'hydrogène et de soufre.

Les acides organiques, que j'ai signalés comme un caractère des légumes, se trouvent aussi dans ces racines : ainsi l'acide malique dans les pommes de terre et les carottes ; une combinaison composée à peu près de même que l'acide malique, l'acide citrique, et un acide plus riche en oxygène, l'acide tartrique, dans les topinambours. L'acide citrique se trouve encore dans plusieurs racines qui se distinguent par ces huiles volatiles dont il a été question plus haut.

L'asparagine se rencontre dans les pommes de terre, dont la composition se rapproche en outre de celle de l'asperge par l'acide malique qu'elles renferment.

Tandis qu'à l'exception du fluor, on trouve dans les pommes de terre tous les principes inorganiques de notre corps, les navets offrent cette particularité qu'ils ne contiennent point de soude, et seulement très-peu de fer. La potasse est très-abondante chez les navets, et, dans les cendres de pommes de terre, elle l'emporte sur toutes les autres substances inorganiques ensemble.

LXII

Si l'on compare aux légumes les pommes de terre et les raves, on verra que les premiers leur cèdent en digestibilité et en valeur nutritive. Car, d'un côté, les différents corps adipogènes des racines, l'amidon, la dextrine et surtout le sucre, sont plus facilement solubles que la cellulose des légumes, et d'autre part ces corps adipogènes et l'albumine, quelque petite que soit la quantité de cette dernière, sont beaucoup plus abondantes dans les racines que dans les feuilles et les tiges.

Mais si l'on compare les racines avec le groupe des aliments nourrissants, avec la viande, les céréales et les légumineuses, on trouve que les moins riches de ce groupe sont encore plus nourrissants que les navets et les pommes de terre. Le riz et le maïs sont non-seulement plus riches en corps albumineux que toutes les racines, mais ils contiennent encore environ quatre fois plus d'amidon.

Aussi les racines, comme les légumes et les fruits, appartiennent aux aliments peu nourrissants, et doivent former un second groupe, si l'on com-

pose le premier avec la viande, le pain et les pois.
Dans ce groupe, les pommes de terre et les carottes
se distinguent par leur valeur nutritive, et en outre
les carottes l'emportent sur les autres en digestibilité. Mais pourtant, quel cas doit-on faire d'un aliment dans lequel l'albumine et les corps adipogènes
se trouvent en proportion précisément inverse de celle
qu'on observe dans le sang? Il peut sursaturer de
graisse le sang et les tissus; mais comme il ne fournit
au sang qu'une trop faible portion d'albumine, il ne
peut donner aux muscles ni fibrine ni force, et au cerveau ni albumine ni graisse phosphorée. L'homme
doit-il se mettre à l'engrais comme le bétail? Et qu'ar-
riverait-il, si l'on voulait manger des pommes de terre
en aussi grande quantité qu'il le faudrait, pour qu'à
elles seules elles pussent fournir au sang l'albumine
qu'il exige? Si la digestion n'était pas complétement
suspendue par cet apport démesuré, il se formerait
une abondance de graisse que l'oxygène ne pourrait
surmonter, et la graisse devrait dérober aux corps
albumineux une portion de l'air vital. Un obstacle
serait opposé à l'échange incessant des substances, à
la composition comme à la décomposition des tissus, et seulement une partie, la moins importante,
serait entraînée dans le cours du va-et-vient continuel du vouloir et de l'action, du mouvement et de
la pensée.

Tel est l'état que la pression de la misère aggrave
indéfiniment. Les besoins non satisfaits pourraient se
supporter pendant quelque temps. La force des bras

permet d'espérer la conquête d'une meilleure alimentation. L'espoir crée le travail, et le travail sa récompense. Mais un sang fourni par la pomme de terre peut-il donner aux muscles la force nécessaire pour le travail, au cerveau l'essor vivifiant de l'espérance? Malheureuse Irlande, dont la misère engendre la misère, tu ne saurais triompher dans ta lutte avec ta fière voisine, car d'innombrables troupeaux entretiennent la force de ses soldats. Tu ne saurais triompher. Ta nourriture peut éveiller le désespoir impuissant, mais non l'enthousiasme, et l'enthousiasme seul pourrait repousser le géant qui sent circuler dans ses veines un sang riche et la force. Ah ! ne remercie pas le nouveau monde du don fatal qui éternise ton infortune. Et s'il est vrai que Hawkins t'a apporté la pomme de terre, nous pouvons apprécier la générosité de ses vues, mais pour toi il n'en est pas résulté un bienfait.

LXIII

Les huiles volatiles que j'ai déjà signalées chez plusieurs racines ne produisent pas seulement un goût particulier. Ce goût n'est que le premier anneau de la longue chaîne d'impressions que les huiles volatiles exercent sur notre corps. L'ail et les oignons, les radis et le raifort accélèrent le pouls ; leur huile est transmise aux nerfs par le sang ; la sensibilité est excitée, ainsi que les organes générateurs. L'odeur de l'huile se communique à l'haleine, et même sans les fréquents renvois que causent le radis et le raifort, on reconnaît longtemps encore, à l'air exhalé, l'usage qu'on en a fait, ainsi que des oignons, de l'ail et des poireaux. Par l'effet de ces huiles, les reins soutirent du sang une plus grande quantité d'eau : la propriété diurétique de ces racines est connue.

CHAPITRE VII

LE FRUIT.

LXIV

Rivalisant d'éclat et de parfum avec les fleurs des champs, des fruits exquis parent nos jardins. Et si la mangouste savoureuse ne mûrit pas sous nos climats, si l'ananas parfumé est une rareté même sur la table du riche, l'art de l'horticulture a su ennoblir pourtant nos pommes et nos poires, emprunter à l'Asie Mineure la cerise et la pêche, tandis qu'un commerce actif nous approvisionne d'oranges et de citrons.

La propriété nutritive et rafraîchissante de tant de fruits exquis n'est point restée cachée aux recherches du chimiste. Cependant la variété de saveur n'est point encore expliquée suffisamment. On connaît, à la vérité, l'huile volatile qui parfume l'écorce des citrons et des oranges, on devine des éthers différents dans la framboise et la pêche; mais presque tout serait encore à étudier, si l'on voulait rendre ces différences aussi claires à l'esprit qu'elles sont douces et distinctes pour le palais.

La cellulose, la dextrine et le sucre sont les corps adipogènes, difficiles ou faciles à digérer, qui se retrouvent dans tous les fruits, les pommes et les fruits à noyaux, les fraises et les melons. Peu d'albumine les accompagne ; elle y est ordinairement plus rare encore que dans les légumes, mais par exception, comme dans les cerises, les raisins et les abricots, il s'en rencontre davantage. Le contenu d'eau des fruits tient le milieu entre celui des légumes et celui des racines.

La pectose que nous avons déjà souvent rencontrée dans quelques racines, se trouve en abondance dans tous les fruits non mûrs. La maturité du fruit la change de plus en plus en pectine qui, par la cuisson, produit l'acide pectique.

Des substances colorantes particulières et une cire donnent à la peau des cerises et des pommes leur couleur et leur éclat. Souvent la cire ne forme autour de la peau qu'une couche très-mince, et l'attouchement du doigt suffit pour ravir aux prunes ce voile léger qui en est comme la parure virginale.

Différents acides, soutenus de sels, rafraîchissent notre bouche altérée ; dans les abricots et les pêches, les pommes, les poires et les groseilles, c'est l'acide malique ; il se retrouve à peu près dans tous les fruits : dans les citrons et les framboises, les raisins et les ananas, l'acide citrique ; dans les raisins et les figues, l'acide tartrique. Mais la peau des raisins doit son goût âcre à l'acide tannique qui donne à beaucoup d'autres fruits, aux glands par exemple, une saveur tout à fait amère.

Les amandes et les noix, ainsi que la semence des fruits à noyaux, contiennent une combinaison albumineuse nommée émulsine. Exposée à la chaleur, l'émulsine est ce qui opère une fermentation dans l'amygdaline, corps azoté des amandes amères et des noyaux de pêche; et cette fermentation donne l'huile d'amande amère et l'acide prussique.

Les châtaignes se distinguent par leur richesse en amidon; les amandes et les noix, par une huile formée d'oléine et de margarine. L'habitude des concessions me fait seule ici donner une place aux amandes, aux noix et aux châtaignes, car leur très-faible contenu d'eau les rapproche du groupe des aliments nourrissants.

LXV

Mûr et doux, vert et sur, sont synonymes dans la langue ordinaire : mais à tort si, par sur, on veut désigner la richesse en acide. Très-souvent la quantité d'acide augmente dans les fruits en mûrissant. Mais le sucre, qui augmente plus rapidement, tempère dans les fruits mûrs la quantité d'acide qui, dans les fruits verts, domine toujours celle du sucre.

Dans les fruits mûrs, l'acide est caché par le sucre, comme il l'est par la gelée dans les compotes. Car la gelée végétale des fruits crus ne mérite ce nom qu'après la cuisson. A la vérité, il se produit ainsi un nouvel acide, l'acide pectique. Mais celui-ci, sous forme de gelée visqueuse, émousse tous les autres. C'est pourquoi les fruits cuits et les gelées préparées avec du sucre seront moins nuisibles que les fruits crus, si l'on craint l'irritation causée par les acides et les sels, contre laquelle l'acide pectique protége la surface intérieure du canal digestif.

Les pommes, les fraises, les cerises, les prunes, les abricots et les pêches, les melons, les concombres et tous les fruits du même genre rafraîchissent le sang en dissolvant les substances albumineuses. Ne surpassant que peu les légumes en valeur nutritive, et moins nourrissants que les pommes de terre, ils ont sur celles-ci l'avantage de ne pas surcharger le sang de graisse. Un sang clair coule rapidement dans les veines des habitants des mers du Sud, de ces heureuses contrées qui furent, dit Forster, le berceau de la jeune race humaine, quand elle n'était pas encore condamnée à l'esclavage, quand elle naissait et vivait libre, sans être forcée d'acheter au prix de ses sueurs et de ses fatigues le bonheur de la vie.

DEUXIÈME PARTIE

Des Boissons.

CHAPITRE VIII

L'EAU.

LXVI

Si la vie est un échange des substances, le liquide est, pour la vie, une indispensable condition. Car la composition et la décomposition qui donnent l'activité aux substances de notre corps ne sont pas possibles sans eau. Aussi, la plus simple des boissons est-elle la plus nécessaire de toutes.

A la vérité, cette combinaison d'hydrogène et d'oxygène qui forme la substance essentielle de toutes les eaux potables, se rencontre en petite quantité dans les aliments même les plus secs. Mais ni la viande ni le pain, et encore moins les légumineuses, ne sont assez riches en eau pour maintenir au sang sa composition convenable. Et qui ne sait par expérience que précisément ces aliments nourrissants nous excitent à boire plus que les fruits aqueux et les légumes?

Mais dans nos climats, avec notre activité, avec la puissance de notre échange de substances, nous ne saurions vivre de fruits et de légumes. La viande et le pain, les pois et les haricots, nos aliments les plus importants, doivent donc être mêlés de boisson pour fournir au corps l'eau que la peau, les poumons, les intestins et les reins lui font perdre sans cesse.

Notre eau potable est l'aliment qui remplit le mieux ces conditions. Comment ne pas voir un aliment dans la substance qui fournit au sang celle qui procure le mouvement à toutes les autres? Comment ne pas voir dans l'eau une source de réparation, si l'on réfléchit que le sang, composé d'eau pour les trois quarts, perd sans cesse cette eau par toutes les excrétions sans exception?

Et pourtant, ce n'est pas seulement parce qu'elle contient de l'eau que l'eau potable est un aliment.

La chaleur de notre globe chasse continuellement l'eau dans l'air. Des ruisseaux et des fleuves, des lacs et des mers, des plantes et des animaux s'élèvent, par l'effet de la chaleur, ces vapeurs incessantes qui se condensent en nuages dans les couches d'air supérieures.

Si, comme plusieurs le pensent, la nature s'abandonnait à un lâche amour du repos, si son activité ne quittait jamais le pas mesuré d'un développement paisible, l'eau vaporisée, retombant sous forme de pluie, ne nous fournirait que de l'eau. Mais les orages, les tempêtes, la pression de l'atmosphère, la puissance du feu chassent souvent dans les airs les vapeurs avec une violence si furieuse, que tout ce qui était contenu dans l'eau à l'état de dissolution, s'élance avec elle vers le ciel.

C'est pour cela que l'eau la plus douce, celle que nous versent les nuages, est encore chargée de sels. Le sel de cuisine et le chlorure de potassium, la chaux et la terre amère, associés aux acides sulfurique et carbonique, le magnésium et le chlore, le fer même et le manganèse se retrouvent dans l'eau de pluie, et, si ces corps fixes ne s'y présentent que sous des quantités presque imperceptibles, la régularité de leurs traces n'en atteste pas moins la constance d'une loi.

Toutefois, l'air se mêle à la pluie plus abondamment que la terre. L'oxygène et l'azote, et les principes alimentaires les plus importants des végétaux, l'acide carbonique et l'ammoniaque, sont absorbés par les gouttes qui arrosent la terre et fertilisent nos champs. La foudre elle-même contribue à la richesse de nos récoltes. Son étincelle met en combinaison l'azote et l'oxygène, et la pluie d'orage abreuve les plantes d'ammoniaque et d'acide nitrique.

C'est à l'ammoniaque principalement que l'eau de pluie doit sa douceur ; la chaux rend plus dure l'eau des sources et des fontaines. L'acide carbonique de l'eau dissout la craie, l'eau elle-même dissout le sulfate de chaux, qui se dépose en formant une croûte sur les parois de la chaudière où l'on fait évaporer une grande quantité d'eau.

9.

L'eau des sources varie selon les terrains qu'elle traverse. Elle peut contenir dans les proportions les plus différentes les terres et les alcalis, liés tantôt au chlore ou à l'acide sulfurique, tantôt à l'acide carbonique ou à l'acide nitrique, ainsi que le fer et le manganèse. Souvent, les uns ou les autres manquent complétement; l'acide phosphorique seul ne s'y trouve jamais, quoique les sels de chaux dominent dans les sources et les fontaines.

Ce qui rend presque toujours impotable l'eau des marais et des lacs, des mers et des fleuves, ce sont, outre le sel de cuisine de la mer, les mélanges organiques en décomposition qui lui donnent un goût putride. Tantôt le bassin des mers est une cornue qui envoie l'eau dans les airs, d'où elle redescend presque distillée; tantôt la terre est un filtre par lequel les sources nous transmettent une eau pure, si l'on ne prend pas ce mot dans la rigueur chimique. La peau humaine peut elle-même jouer ce rôle de filtre. Jeté sur la roche nue où sa langue ne saurait recueillir la moindre goutte d'eau, le naufragé se baigne dans la mer pour éloigner une mort affreuse, et son corps desséché extrait de l'eau salée une eau douce qui le rafraîchit.

LXVII

Comme toute digestion aboutit à la liquéfaction des principes alimentaires, la formation du sang n'est pas possible sans eau. Mais avec l'origine de la fonction, sa durée aussi dépend du contenu d'eau de l'organe. Sans eau, ni digestion, ni formation du sang, ni nutrition, ni sécrétion. Et cependant, l'utilité de l'eau ne s'arrête pas là. L'eau n'est pas seulement un moyen de mouvement pour toutes les substances dissoutes, elle ne fournit pas seulement l'humidité nécessaire aux organes dont les plus actifs, comme le cerveau et les muscles, sont aussi les plus riches en eau. L'hydrogène et l'oxygène, que nous absorbons sous forme d'eau, entrent dans la composition de beaucoup de principes alimentaires qui se changent en parties du sang. Si le sucre se forme de l'amidon et de la dextrine, ce changement dépend de la présence de l'eau. Une plus grande quantité d'eau distingue seule le sucre de la dextrine dans leur composition. Et une excrétion d'oxygène produit le changement du sucre en graisse.

A-t-on bu de l'eau en trop grande quantité, aucun autre principe alimentaire n'est éloigné du corps aussi facilement. Car pour être attirée par les poumons, les reins, la peau et les glandes sudorifiques, elle n'a pas besoin de décomposition, et n'exige donc pas une augmentation de l'oxygène inspiré. Dans les temps froids, elle excite l'activité des reins, dans les temps chauds, l'évaporation par la peau. Si l'on boit plus d'eau qu'il n'est nécessaire pour la nutrition et les sécrétions, on voit en hiver s'augmenter la quantité d'urine, en été celle de la sueur.

CHAPITRE IX

LE LAIT.

LXVIII

Un aliment qui, comme le lait, a la vertu d'entretenir à lui seul la formation du sang, pendant toute une période de la vie, ne semble-t-il pas une réponse fournie par la nature elle-même à cette question : Quels sont les principes alimentaires exigés pour former un aliment parfait? Aussi ai-je signalé dans la description de la digestion le lait comme le prototype des aliments. Il représente à la fois un aliment solide et une boisson; une source d'albumine et de graisse, de sucre et de sel : en un mot, c'est l'aliment des aliments.

Plus riche en eau que notre sang, plus riche que le pain et la viande, le lait contient dans sa caséine un représentant des corps albumineux, accompagné des graisses déjà formées dans le beurre, d'un corps adipogène dans le sucre de lait et des sels les plus importants du sang.

Contenue dans de petites vésicules, qui ont la

forme de globules brillants, la graisse du lait qu'on laisse reposer monte à la surface et forme la crème, tandis que la couche inférieure, beaucoup plus considérable, contient la masse principale de la caséine, le sucre de lait et les sels. Ces sels consistent pour plus d'un tiers en phosphate de chaux auquel se joignent les phosphates de potasse, de magnésie et d'une trace d'oxyde de fer, avec le chlorure de sodium et une grande quantité de chlorure de potassium.

LXIX

Bien qu'il soit vraisemblable que le lait des chèvres et des brebis doive son odeur particulière à des acides gras volatils à l'état libre, tandis que, dans le lait de la femme et des vaches, les acides sont combinés avec la glycérine pour former des graisses neutres, la différence essentielle entre le lait de la femme et celui des animaux résulte de la proportion diverse dans laquelle ces sortes de laits contiennent la caséine, le sucre de lait, le beurre et les sels. Ainsi, la quantité de caséine contenue dans le lait de la femme n'atteint pas la moitié de celle que contient le lait de vache; et pendant que celui-ci est beaucoup plus riche en beurre et en sels, le lait de la femme le surpasse en sucre de plus de moitié. Le sucre de lait a peu de douceur, si on le compare au sucre de canne; elle n'échappe cependant pas au nourrisson, qui préfère le lait de sa mère au lait de vache. L'oléine ou la butyrine des chimistes, plus fluides à la température ordinaire que la margarine, doivent se trouver en plus grande abondance dans le lait de la femme que dans le lait de la vache, car celui-ci donne un beurre plus solide.

Dans les premiers temps, le lait de l'accouchée contient beaucoup plus de substances solides, et notamment de beurre, que quelques jours plus tard. Mais après cette diminution sensible du contenu du lait, qui se remarque dès le quatrième jour de la délivrance, la caséine et les sels augmentent en quantité. Après le sevrage, le lait s'appauvrit de nouveau, et plus rapidement encore.

LXX

Sous l'influence de la caséine du lait, et surtout pendant la chaleur et les orages, le sucre de lait se change en acide lactique. Comme l'oxygène accélère la décomposition de la caséine, et par cela même aide indirectement à produire l'acide lactique, la cuisson empêche longtemps le lait de s'aigrir, parce que la température de l'eau bouillante chasse l'oxygène qui était en dissolution dans le lait.

L'acide se développe d'autant plus facilement que le sucre de lait ne diffère presque point, pour sa composition, de l'acide lactique. Le lait aigri devient épais, parce que l'acide lactique déjà formé fait coaguler la caséine; le lait épais est un lait dans lequel la caséine est coagulée par l'acide lactique qui s'y est déjà formé.

Si l'on sépare du lait épais la caséine, qui entraîne une grande partie du beurre, il reste le petit-lait, une solution d'acide lactique, de sel et de sucre, qui contient beaucoup moins de caséine et de beurre que le lait primitif.

Dans le lait de beurre la quantité de beurre a principalement diminué, car elle est formée de cette partie de la crème dont le battage a éloigné les graisses. Cependant, il contient toujours une trace de beurre, et presque tout le sucre de lait, les sels et la caséine, dont le beurre ne prend qu'une petite partie.

LXXI

Digestible et nourrissant, telles sont les qualités que tout le monde attribue à l'aliment du nourrisson. Et ces deux suppositions sont en effet réalisées; car pendant que la caséine appartient aux corps albumineux solubles, les graisses les plus solubles sont contenues dans le beurre. Après le sucre de raisin, le sucre de lait est le plus soluble de tous les corps adipogènes, et le beurre et la caséine qui l'accompagnent facilitent son changement en graisse. Avec la digestibilité du lait se prouve aussi sa valeur nutritive; car sa richesse en eau explique comment il peut offrir en même temps, à l'enfant, le boire et le manger. Et si le poids de la caséine atteint à peine le sixième du poids des corps albumineux dans la viande de bœuf, n'oublions pas que nous servons celle-ci avec la soupe, ou mêlée aux légumes et aux racines, ce qui réduit considérablement le poids des corps albumineux dans la somme des aliments. Quant au sucre de lait, il s'élève à peu près au double de la caséine dans le lait de la femme : le beurre tient le milieu entre les deux.

Le lait de vache est souvent lourd pour des organes digestifs faibles ; cela tient à la grande quantité de beurre qu'il renferme. Dans la plupart de ces cas, on supporte facilement le lait écrémé ; c'est celui que nous offre le lait d'ânesse à son état naturel. Pauvre en graisse et riche en sucre, le lait d'ânesse fournit un aliment inappréciable, pour ses bons effets, dans quelques maladies.

Il y a bien des règles pratiques que la nature nous a enseignées. Je ne veux pas qu'on s'abandonne docilement à la nature sans songer qu'à ses lois répondent maladie et santé, bonheur et malheur. L'obéissance passive, qui se flatte que le résultat des forces naturelles nous conduira au comble de nos vœux, la résignation dévote, qui approuve la fin et les moyens, parce qu'elle les dérive d'une sagesse providentielle, peut convenir à la foi du mahométan ou du brahmane perdu dans une contemplation oisive, mais le culte de la raison inspire des vues plus élevées. Il est indigne de l'homme libre qui tient dans sa main puissante le gouvernement de la nature, grâce à la connaissance de ses lois, de chercher à deviner le but par la contemplation inactive et tranquille des moyens. Je ne parle donc pas de la sagesse d'une nature prévoyante, qui aurait destiné l'enfant à se nourrir de lait; mais je regarde la santé de l'enfant comme l'expérience la plus sûre et la plus large qui puisse nous éclairer sur le mélange des liquides et des solides nécessaire à l'homme. Cette expérience nous confirme que nous ne saurions vivre de pain et de viande sans eau, et que le meilleur aliment de l'homme doit contenir sans exception les corps albumineux, les graisses, les corps adipogènes, les chlorures et les sels.

« Si les aliments exerçaient encore une plus haute influence, dit Forster, dans son admirable description de l'arbre à pain, si l'esprit et le cœur avaient avec eux des rapports plus ou moins directs? Nos petits-neveux prononceront. Pour nous, tout ce que nous savons avec certitude, c'est que la douceur, l'amour, la sensibilité sont les traits caractéristiques de l'homme nourri des fruits de l'arbre à pain. » Et si nous réfléchissons que les peuples pasteurs ont aussi les mœurs les plus douces, que les bêtes féroces elles-mêmes s'adoucissent par la domesticité et par une nourriture mêlée ou composée de végétaux, qu'y aurait-il de fabuleux dans un rapport entre les mœurs douces, nobles et paisibles des peuples pasteurs, et le lait et les fruits dont ils se nourrissent?

CHAPITRE X

LE THÉ, LE CAFÉ ET LE CHOCOLAT.

LXXII

On regarde ordinairement le café, le thé et le chocolat comme des boissons qui peuvent, jusqu'à un certain point, se remplacer mutuellement : cette opinion est très-fondée en chimie. Toutes trois contiennent une base azotée, à laquelle elles doivent en partie leurs plus importantes propriétés. Dans le café et le thé, cette base est la même, et on la nomme indifféremment caféine ou théine. La base du cacao se nomme théobromine. La théobromine est plus riche en azote que la théine, qui pour sa composition se rapproche beaucoup de la créatinine. La théine est peu soluble dans l'eau froide; la théobromine l'est très-peu même dans l'eau chaude, où la théine se dissout facilement.

Tandis que dans le thé cette base est combinée avec l'acide tannique ordinaire, dans le café elle forme, avec un acide tannique particulier très-riche en carbone, et nommé acide chloroginique, un sel qui donne un sel double avec le chloroginate de potasse. C'est cet acide chloroginique qui développe l'arome dans le café par la torréfaction.

Non-seulement la base est la même, mais deux acides organiques semblables, dont l'un se trouve dans le thé et l'autre dans le café, augmentent encore l'analogie entre les feuilles du thé et les grains du café.

La légumine, la cellulose, la dextrine, le sucre, l'acide citrique joint à l'oléine et à une graisse particulière, qu'on a nommée palmitine, parce qu'on l'a trouvée dans le fruit de quelques palmiers, accompagnent ces acides organiques et la théine dans les grains du café. On y trouve aussi des huiles volatiles.

Les feuilles du thé au contraire, outre la base et les acides, se composent d'albumine, de cellulose, de dextrine, de cire, et de la substance colorante verte des plantes jointes à l'huile volatile du thé. Cette huile est la principale cause de la saveur du thé, qui diffère si essentiellement de celle du café, malgré l'identité de la théine et de la caféine.

Les parties inorganiques diffèrent aussi dans le thé et le café. Car tandis que, dans les grains de café, le chlore, les acides phosphorique et sulfurique sont unis à la potasse, à la chaux, à la terre amère et à l'oxyde de fer, le thé contient de plus un acide inorganique composé de manganèse avec beaucoup d'oxygène.

Dans les grains de cacao, dont on prépare le chocolat, on trouve, outre la théobromine, l'albumine, la stéarine, l'oléine, la cellulose, la dextrine et l'amidon, une substance colorante rouge et un peu d'eau.

La chicorée, qui remplace si souvent le café, ne contient ni caféine ni aucune des substances particulières au café. On n'y a même point jusqu'ici trouvé de corps albumineux. Quoique l'albumine ne manque absolument dans aucune plante, il faut du moins que la chicorée en contienne extrêmement peu. Mais elle renferme beaucoup de corps adipogènes. Outre la cellulose, le sucre et la dextrine, elle offre une assez considérable quantité d'une substance dont la composition est analogue à celle de l'amidon, et qui se change en sucre par la cuisson dans l'eau. Le chlorure potassique, une combinaison de chlore et d'ammoniaque, le salmiac, des sulfates et des nitrates de potasse en forment les parties inorganiques.

On ne saurait donc attribuer jusqu'ici à la chicorée ni une grande importance comme aliment, ni une analogie avec le café. Si de nouvelles recherches ne donnent pas plus tard quelque valeur à une substance organique, amère, imparfaitement connue jusqu'à présent, l'infusion de chicorée n'a aucun avantage sur l'eau sucrée à laquelle on aurait communiqué une couleur brune et un goût d'amertume. Mais, comme on l'a dit, nous ne connaissons pas ce principe amer. Si, à cause de cela, d'un côté la chicorée ne peut d'aucune manière, aux yeux de la science, être regardée comme un moyen efficace de remplacer le café; d'un autre côté, elle est beaucoup trop peu étudiée pour que l'on puisse prononcer une condamnation définitive.

LXXIII

Les grains de café grillés perdent du poids et augmentent de volume. Des substances empyreumatiques, produites par la torréfaction, donnent une couleur brun rouge ou brun noir, et l'acide chloroginique, changé par l'action du feu, développe l'arome. Le sucre perd une partie de son hydrogène et de son oxygène, et prend après cette décomposition le nom de caramel.

Dans l'infusion faite avec du café moulu et de l'eau bouillante, on retrouve la caféine et les acides, la dextrine et le caramel, la graisse fondue et les sels, mais seulement une très-petite quantité de légumine.

Entre le thé noir et le thé vert, que l'on falsifie souvent à l'aide de plantes diverses; règne une différence analogue à celle qui existe entre le café grillé et celui qui ne l'est pas. Les feuilles deviennent noires, si on les fait sécher plus fortement que les vertes. Le thé vert est d'abord exposé à la vapeur et séché ensuite dans des vases de fer, tandis que le thé noir est soumis à l'action libre du feu. Comme la chaleur opéré la décomposition, le thé noir contient moins de l'huile volatile du thé, moins d'acide tannique et de substance colorante que le thé vert. Au contraire, il s'y forme en séchant un produit noir de décomposition dont on ne trouve qu'une trace dans le thé vert, tandis que le noir en contient une quantité assez notable. Les Chinois colorent souvent le thé avec du plâtre, du curcumin et du bleu de Prusse ou de l'indigo.

Sous l'action du feu libre, l'albumine est coagulée plus complétement dans le thé noir que dans le vert. Par la coagulation de l'albumine, l'huile du thé se dégage. C'est pour cela que le thé noir a perdu plus de son huile que le vert, et par la même raison le thé a plus d'arome, si on l'infuse dans l'eau complétement bouillante; car elle coagule tout ce qui reste encore d'albumine soluble, et elle dissout d'autant plus facilement l'huile de thé. De même, l'eau bouillante peut seule convenablement extraire le tannate de théine : cette combinaison se sépare même de nouveau par le froid, et de là vient le trouble que l'on remarque dans un thé bien préparé, si on le laisse refroidir, ainsi qu'ont pu l'observer tous ceux qui ont bu une fois du thé dans un verre, à la manière des Russes. Mais la théine et l'huile sont des parties essentielles du thé; l'emploi de l'eau bouillante est donc une condition expresse pour quiconque veut boire véritablement du thé, et non une eau gommeuse brunie. Les feuilles doivent être seulement infusées dans l'eau bouillante, sans les y laisser cuire, autrement l'huile de thé disparaît, et il ne reste qu'une dissolution amère d'acide tannique que pourrait donner tout aussi bien la noix de galle. La première infusion contient de quatre à six fois plus de parties essentielles du thé que la seconde.

Enfin, il y a aussi deux espèces principales de chocolat non moins distinctes que le thé noir et le thé vert. A la vérité, on fait toujours griller les grains de cacao dont on prépare le chocolat. De l'amidon se forme la dextrine, et à côté de la graisse décomposée se produit une substance empyreumatique, épicée et de couleur sombre. Mais dans le chocolat d'Italie, fortement grillé, d'un brun noir, la quantité de cette dernière est plus considérable que dans le chocolat espagnol, chez lequel la torréfaction moins complète a laissé plus d'amidon, et plus de beurre de cacao non transformé. Le chocolat espagnol est d'un brun rouge, son goût est moins amer et moins aromatique que celui d'Italie.

LXXIV

Si une très-grande quantité d'albumine fait du chocolat la plus nourrissante des trois boissons qui nous occupent, c'est la graisse qui la rend la plus difficile à digérer. Cependant, comme ses principes aromatiques fortifient la digestion, une tasse de chocolat est toujours un excellent moyen de réparation, et même un baume fortifiant pour la faiblesse, pourvu que les organes digestifs ne soient pas trop délicats. Le cardinal de Richelieu, dans ses dernières années, attribuait à l'usage du chocolat sa santé et son activité.

Le thé et le café n'ont pas cet avantage. Dans les feuilles de thé, l'albumine, et dans le café, la légumine sont trop pauvres : elles le sont plus encore dans l'infusion, car pendant que l'albumine du thé se coagule dans l'eau bouillante, la légumine du café ne se dissout pas, à cause de la chaux à laquelle elle est unie.

Il est vrai que le café et même le thé furent regardés comme nourrissants par les chimistes à une époque où azoté et nourrissant signifiaient la même chose. Mais depuis, on a reconnu que, pour la réparation que le corps exige, ce ne sont pas les éléments chimiques, mais les principes alimentaires qui importent. La théine ne mérite pas ce dernier nom, car elle passe dans l'urine avec une surprenante rapidité. C'est à cette rapidité même que le thé et le café doivent leur vertu diurétique que seconde puissamment l'effet de l'eau chaude de l'infusion. Les reins attirent l'urée dont la théine charge le sang.

Quoique le thé et le café ne soient point indigestes par eux-mêmes, cependant ils troublent facilement la digestion, parce que leur acide tannique précipite les corps albumineux dissous. Aussi le lait dans le thé et le café est-il plus difficilement digestible que s'il était pris seul. Après le repas, le café noir peut seul faciliter vraiment la digestion, parce qu'il augmente la sécrétion des sucs dissolvants. Jamais un Italien ne mêlera du lait à son café après le repas.

L'huile volatile du café ainsi que les substances empyreumatiques et les aromates du chocolat accélèrent la circulation. L'huile du thé, au contraire, la calme.

Le thé et le café excitent l'activité du cerveau et des nerfs.

Le thé augmente la force de s'occuper des impressions reçues. Il dispose à une méditation pensive, et malgré une plus grande vivacité dans le mouvement des idées, l'attention s'arrête plus facilement sur un objet déterminé. On éprouve un sentiment de bien-être et de gaieté ; l'activité créatrice du cerveau prend un essor qui se maintient dans les limites imposées à l'attention au lieu de s'égarer à la poursuite d'idées étrangères. Réunis autour du thé, les hommes instruits seront portés à entretenir une conversation réglée, à approfondir les questions, et la gaieté calme que le thé provoque les conduit d'ordinaire à des résultats satisfaisants.

Si l'on boit trop de thé, il produit une irritation nerveuse qui se trahit par l'insomnie, par un sentiment général d'inquiétude et le tremblement des membres. Il peut même s'ensuivre des accidents convulsifs, une oppression pénible et une sensation d'angoisse dans la région du cœur. L'huile volatile du thé produit un mal de tête qui donne d'abord le vertige et va ensuite jusqu'à l'engourdissement. Le thé vert, qui contient plus d'huile volatile que le noir, produit aussi ces effets plus violemment.

Tandis que le thé excite principalement la force du jugement et joint à cette activité un sentiment de bien-être, le café active aussi la puissance de la pensée, mais il donne surtout à l'imagination une plus grande vivacité. Il augmente la susceptibilité des sens : ainsi d'un côté l'attention est excitée, de l'autre la force du jugement est aiguisée, et l'imagination vivifiée nous aide à combiner les perceptions des sens et à nous en faire une idée prompte et précise. Il se produit un besoin d'activité créatrice, une vivacité de pensée et d'imagination, une mobilité et une ardeur dans les désirs plus favorable à l'expression colorée d'idées déjà formées qu'à l'examen tranquille de nouvelles conceptions.

L'usage immodéré du café a pour suite l'insomnie, une sorte d'ivresse, et un état d'excitation dans lequel l'imagination, la pensée, les désirs se chassent et se croisent mutuellement. C'est un sentiment d'inquiétude et de chaleur, d'angoisse et de vertige accompagné d'un tremblement des membres, d'un besoin de prendre l'air poussé jusqu'à la souffrance; et en effet le grand air est ordinairement le meilleur moyen de faire cesser un état dont la durée dévore nos forces.

A Constantinople, les premières maisons où l'on vendit du café furent appelées *Écoles de science*. Les poëtes et les sages s'y rassemblaient, leurs discussions et leurs décisions alarmèrent plus d'une fois les gardiens du pouvoir. Les prêtres poussèrent Mourad XI à voir un danger dans ces assemblées, et la peur des prêtres, compagne fidèle de l'arrogance chez les despotes, fit fermer les écoles de science. Un sort pareil atteignit au dix-septième siècle les cafés de Londres. Mais l'usage s'accroît par la défense : les arrêts peuvent bien réformer les États; ils sont impuissants contre la société. Les révolutions sociales ne sont pas arrêtées par les armes, parce que les armes ne peuvent les accomplir.

CHAPITRE XI

LA BIÈRE, LE VIN ET L'EAU-DE-VIE.

LXXV

Un exemple frappant de l'activité ingénieuse avec laquelle l'homme a toujours cherché les moyens d'exciter le cerveau, nous est fourni par les boissons enivrantes. L'esprit de vin qui s'y rencontre produit leurs effets comme par enchantement. L'esprit de vin, substance volatile composée de carbone, d'hydrogène et d'oxygène, peut s'obtenir du sucre ; et, de nos jours, aussitôt que le chimiste trouve un fruit riche en sucre, il le recommande à l'industrie pour en faire du vin. Mais longtemps avant que la chimie ne pût donner ses conseils, les Babyloniens connaissaient le vin de palmier, les Phéniciens et les Grecs buvaient le vin chanté par leurs poëtes, le Tartare s'enivrait de son kumisz, et Ossian célébrait dans l'hydromel, les charmes et la vertu de la moule, la coupe calédonienne. Dans le suc du palmier et du raisin, le lait et le miel, le grain et les pommes de terre, et dans beaucoup de fruits on avait trouvé une substance fermentescible avant qu'on eût même deviné les propriétés et l'essence de la fermentation.

On sait maintenant que le sucre est cette substance et que le suc mère de toutes les boissons enivrantes doit contenir du sucre ou des corps glucogènes. Si l'on extrait de l'esprit de vin des pommes de terre, c'est qu'on a d'abord changé en sucre l'amidon ; et pour que le lait donne le kumisz, il faut d'abord que le sucre de lait se transforme en une autre espèce de sucre. Le sucre de raisin est immédiatement fermentescible. L'amidon et la dextrine, ainsi que le sucre de canne, ne le deviennent que parce que les acides les transforment en sucre de raisin. Un corps albumineux excite la fermentation ; tout ce qui produit la fermentation s'appelle levure. A une température élevée, le sucre fermente par l'action de la levure. Des bulles d'air qui se forment à la surface du suc et une odeur vineuse indiquent que l'effet a commencé. Ces bulles sont de l'acide carbonique, et l'odeur résulte de l'esprit de vin que les chimistes nomment alcool, lorsqu'il est dégagé d'eau. Le sucre se transforme en alcool et en acide carbonique lorsque la fermentation s'accomplit.

L'alcool étendu d'eau, ou l'esprit de vin, est la substance enivrante qui a fait donner à la bière, au vin et à l'eau-de-vie le nom de boissons spiritueuses. L'esprit de vin est la partie principale de toutes les boissons fermentées.

La quantité seule diffère. Car tandis que la bière

la plus faible contient à peine un centième d'alcool, et que la forte ale des Anglais n'en contient guère plus de huit centièmes, la quantité s'en élève dans le vin de sept à vingt-six centièmes, et va même jusqu'au double dans la plus forte eau-de-vie. Dans celle-ci s'est condensé l'alcool du suc fermenté. La chaleur volatilise l'esprit de vin que l'on reçoit dans des cucurbites. L'action du feu est attestée par cette expression : brûler le vin, que l'on emploie pour dire : faire de l'eau-de-vie.

La bière, le vin et l'eau-de-vie diffèrent d'abord par la force qu'ils doivent à l'alcool. Les diverses substances dissoutes dans l'alcool déterminent le reste.

LXXVI

La bière, faible dissolution d'esprit de vin, contient à peu près autant d'albumine que le fruit, un peu de sucre et de dextrine, l'acide malique du houblon, quelquefois aussi de l'acide lactique ou de l'acide acétique, comme produits de décomposition du sucre et de l'alcool, une substance amère, nommée lupulite, provenant du houblon, soluble dans l'eau, composée de carbone, d'hydrogène et d'oxygène, et l'huile volatile du houblon. Des combinaisons de potasse, de chaux et de terre amère avec les acides sulfurique et phosphorique accompagnent l'acide carbonique dont la quantité dans la bière est d'autant plus grande que le sucre avait moins fermenté lors-

que la bière a été mise en cruches. On fait souvent
de la bière mousseuse en l'enfermant avec du sucre
dans des bouteilles hermétiquement bouchées, et
mieux encore avec des fruits doux, le raisin sec, par
exemple, dans lesquels la substance fermentescible
et celle qui provoque la fermentation, le sucre et la
levure, se rencontrent toutes deux. Le malt fortement séché donne à la bière une couleur plus ou
moins brune.

Le vin contient plus d'alcool et moins d'eau que
la bière ; du sucre et de la dextrine, de la résine et
une substance colorante, des acides et des sels.

Le vin blanc aussi contient une substance colorante particulière, primitivement d'un jaune d'huile
qui se blanchit par les acides et se brunit par les
alcalis. Les vins blancs qui ont été gelés prennent
une couleur jaunâtre provenant de la séparation
d'une partie des sels acides qui, avant la gelée, leur
donnaient une couleur claire. Le jaune clair du
Riesling, le jaune vif du raisin muscat, le ton cuivré
du Ruland, le bleu rouge du raisin de Bourgogne,
le brun foncé d'autres raisins muscats produisent
autant de variétés dans la couleur du vin. Le nombre
des substances colorantes est probablement moins
grand, car les acides et les sels du raisin en changent la couleur. La substance colorante bleue se
rougit par les sels acides.

La substance colorante est mêlée à la cire : c'est la
cire qui donne au vieux vin du Rhin l'éclat qui le distingue.

Les acides du vin sont les acides du raisin : l'acide tartrique, l'acide malique, peut-être aussi l'acide citrique, s'associent souvent à l'acide tannique de la peau du raisin, et, dans quelques espèces, à l'acide racémique dont la composition s'accorde avec celle de l'acide tartrique.

Comme la fermentation n'est pas terminée quand on verse le vin dans les tonneaux, tous les vins contiennent une petite quantité d'acide carbonique, dont l'effervescence dans le vin mousseux de Champagne provient de la fermentation interrompue à dessein et qui se continue dans les bouteilles.

Les sels du vin sont, outre le tartre, qui est du tartrate de potasse acide, le tartrate d'alumine, faisant avec le tartrate de chaux un sel double; le malate de chaux, les chlorures de potassium, de sodium et de calcium; le sulfate de potasse, le phosphate et le carbonate de chaux, enfin de la magnésie, du fer et du manganèse. Dans le vin rouge, la quantité des sels est plus grande que dans le vin blanc : dans tous les deux, l'alcool, qui s'augmente par la seconde fermentation, précipite une partie de ces sels.

Tous les vins contiennent un éther qui produit l'odeur vineuse. L'éther ordinaire est combiné dans l'éther du vin avec un acide organique particulier nommé acide œnanthique. De l'odeur du vin, qui est produite par l'éther œnanthique, diffère le bouquet. L'éther œnanthique se trouve partout, et l'odeur vineuse ne manque à aucune espèce de vins. Le bouquet varie à l'infini. C'est une qualité du vin du Rhin qui manque à beaucoup d'autres vins. Le bouquet aussi est produit par l'éther qui forme différentes combinaisons avec l'acide butyrique, l'acide valérianique et l'acide acétique. L'éther acétique doit se retrouver dans la plupart des vins de Bordeaux. Comme l'éther lui-même qui, dans sa composition, diffère peu de l'alcool, mais qui le surpasse en volatilité, les combinaisons d'éther avec ces acides organiques sont excessivement volatiles. Aussi reconnaît-on à l'odeur l'éther œnanthique et le bouquet, et celui-ci se perd très-vite, si on laisse le vin du Rhin exposé à l'air.

La substance colorante et le bouquet, les acides et les sels produisent, par la différence de leurs mélanges, les variétés du vin. La chaleur du vin dépend de sa richesse en alcool, tandis que la douceur du vin des Canaries correspond à la quantité du sucre.

On fait de l'eau-de-vie avec le grain et les pommes de terre, la lie du vin et les baies de genièvre, avec le sucre et le riz, le lait et les fruits.

L'eau-de-vie de grain, ou whisky, contient l'éther œnanthique et l'éther margarique, l'huile de grain et l'amyloxyde hydraté, qui augmentent l'odeur pénétrante de l'eau-de-vie. Toutes ces substances, excepté l'huile volatile du grain et l'éther margarique, se retrouvent dans l'eau-de-vie de pommes de terre. L'eau-de-vie de vin, de Cognac ou de France, est un mélange d'eau et d'alcool avec l'éther œnanthique et l'éther acétique. Dans le rhum, qui se fait avec le suc de la canne à sucre, l'arome est composé d'acide butyrique et d'éther. La mélasse, que l'on obtient après avoir extrait le sucre du suc de canne, produit le meilleur rhum, le tafia. Le riz donne l'arrack; les baies de genièvre, le gin ou genièvre; le lait, le kumisz, et le miel, l'hydromel.

LXXVII

La bonne bière est aussi nourrissante que le fruit : le vin l'est à peine autant que l'eau sucrée, et l'eau-de-vie beaucoup moins encore.

Est-ce donc une erreur de croire que l'eau-de-vie peut compléter la nourriture insuffisante du pauvre? Et faut-il n'y voir qu'un poison enivrant qui trouble la paix des ménages, et qui ruine les familles? A cette question ont répondu affirmativement des médecins qui se sont occupés de physiologie. Pour ma part, je veux répondre avec des faits.

L'alcool, la substance principale de l'eau-de-vie, et la plus importante de la bière et du vin, ne se change en aucune partie essentielle du sang. Aussi ne peut-il produire immédiatement aucune réparation, et il ne mérite nullement le nom de principe alimentaire.

Cependant il passe dans le sang. Par l'oxygène que nous aspirons, il y est brûlé et il en résulte d'abord de l'acide acétique et de l'eau, puis de l'eau et de l'acide carbonique. Mais l'oxygène, qui décompose l'alcool, est détourné des corps albumineux et des graisses du sang. Et comme l'alcool est plus facilement combustible, il protége les substances du sang contre la combustion. Si, en outre, les recherches et les observations prouvent que les boissons alcooliques diminuent considérablement la quantité d'acide carbonique que nous exhalons, sans doute parce qu'une grande partie de l'oxygène aspiré change en eau l'hydrogène de l'alcool, nous devrons, par cette double raison, être convaincus que l'alcool modère la combustion des parties du sang, et affaiblit ainsi la première cause du besoin de réparation.

Qui a peu doit donner peu, s'il veut conserver autant qu'un autre qui unit la richesse à la générosité. L'alcool est, qu'on me passe l'expression, une caisse d'épargne pour les tissus. Celui qui mange peu, et boit modérément d'alcool, conserve autant dans le sang et dans les tissus que celui qui, dans les mêmes circonstances, mange davantage et ne boit ni bière, ni vin, ni eau-de-vie.

Il suit de là qu'il y a cruauté à enlever au salarié, qui gagne à la sueur de son front une nourriture insuffisante, les moyens par lesquels il peut la conserver longtemps. Qu'on lui donne une nourriture abondante, et il pourra se passer d'eau-de-vie. Mais tant qu'on n'aura rien fait pour que le travail nourrisse suffisamment le travailleur, c'est se moquer que de lui interdire les boissons spiritueuses sans songer à les remplacer par un véritable aliment. Ou bien faut-il

défendre l'usage parce qu'il peut entraîner l'abus ?
Mais alors on s'expose au reproche d'avilir moralement l'homme en exigeant de lui qu'il se refuse une jouissance pour ne pas succomber à des appétits brutaux. Le moine qui demande un vœu de continence n'est pas plus en révolte contre la véritable humanité que le médecin qui proscrit l'eau-de-vie parce qu'elle peut causer l'ivresse. Gœthe a donné au monde nouveau cette belle devise : « Pensez à vivre. » Celui qui prêche l'abstinence de l'eau-de-vie nous ramène au christianisme du moyen âge, dont la maxime : « Pensez à mourir ! » tuait l'humanité dans sa fleur.

LXXVIII

Prises modérément, les boissons fermentées augmentent la sécrétion des sucs digestifs, et favorisent ainsi indirectement la dissolution des aliments. Leur excès produit un endurcissement de la membrane muqueuse de l'estomac qui empêche la digestion et la formation du sang.

La bière, le vin et l'eau-de-vie accélèrent la circulation ; le peuple dit qu'ils réchauffent le sang. Le vin l'accélère plus que la bière, l'eau-de-vie plus que le vin : ce n'est pas seulement parce que le vin contient plus d'alcool que la bière, et l'eau-de-vie encore plus que le vin : les différents éthers du vin et de l'eau-de-vie, l'huile de grain et l'amyloxyde hydraté augmentent le mouvement du sang. L'activité du cœur plus excitée produit dans les vaisseaux capillaires de la peau des joues et du globe de l'œil un état de plénitude qui donne aux joues leur rougeur et aux yeux leur éclat.

Avec le sang, l'alcool passe dans le cerveau, qui en éprouve les effets avant tous les autres organes. Les boissons spiritueuses vivifient fortement l'imagination. L'excitation de cette activité facilite les idées et réveille la mémoire. Les sens eux-mêmes atteignent une plus grande sensibilité : les impressions sont perçues avec clarté et promptitude. Le jugement se forme plus rapidement, parce que l'imagination et la mémoire plus vives rapprochent les faits dans lesquels on le puise. Aussi, dans les choses qui ne demandent pas un long examen, la netteté et la hardiesse du jugement sont souvent surprenantes. On se sert plus facilement que d'habitude des langues étrangères. A la facilité du mouvement de la pensée, à la vivacité des idées se joint une plus grande légèreté dans le jeu des muscles, la voix devient plus pleine et plus forte, la fatigue disparaît, ainsi que l'épuisement qui se produit à la suite d'un trop grand travail musculaire. On éprouve un sentiment de bien-être et de joie, de force et de courage qui chasse les mauvaises dispositions d'esprit, bannit les inquiétudes et dissipe la crainte et le chagrin. On s'intéresse davantage aux affaires d'autrui : on accorde aux autres et on en attend plus d'indulgence et plus de sympathie. Pour augmenter encore ces dispositions, on parle de soi avec confiance, et l'on cause volontiers non-seulement de ce que l'on a fait, mais aussi de ses projets et de ses entreprises.

Si l'on a bu avec excès du vin ou d'autres boissons spiritueuses, on est trompé par les sens : l'homme ivre voit les objets obscurcis, troubles ou doubles ; il a des mouches volantes devant les yeux, des étincelles, ses oreilles tintent, il n'entend distinctement ni sa propre voix ni celle des autres, il crie au lieu de parler, il chante faux et sans le vouloir. Son imagination désordonnée lui crée des images confuses de mille couleurs, qui se pressent et s'enchaînent sans ordre ; la mémoire lui refuse son service, il oublie en parlant ce qu'il a voulu dire ; et de cette manière son jugement est troublé, embarrassé. Alors se produisent des éruptions de colère injuste, une susceptibilité contre les objections d'autant plus vive que l'activité de son cerveau, troublée par l'alcool qui le remplit, nuit à la rectitude de son jugement.

L'excès du vin et des boissons spiritueuses porte au sommeil. Si l'excès est poussé jusqu'à l'ivresse, le dérangement des facultés intellectuelles va pour un moment jusqu'à la folie. Les sens sont émoussés ; l'imagination échauffée crée les images les plus confuses, les plus déréglées, que le jugement ne peut examiner, discerner, ni rassembler ; toute prudence disparaît, l'homme ivre perd jusqu'à la connaissance de lui-même, il est pris de vertiges et tombe enfin dans un sommeil profond. Mais avant, il éprouve un sentiment de fatigue et de lassitude, les muscles ont perdu la force de se contracter, les traits du visage sont tirés, les coins de la bouche s'abaissent, les pupilles sont dilatées, les évacuations d'urine et d'excréments se succèdent sans que la volonté y ait part. La membrane musculaire de l'estomac, aidée à la fois de la pression du diaphragme et des muscles de l'abdomen, agit souvent en sens inverse. De violents vomissements en sont un symptôme ordinaire. Les mouvements respiratoires s'affaiblissent, ils sont souvent irréguliers, pénibles, accompagnés de gémissements : le pouls est faible, fatigué et lent. L'incertitude et la paresse dans tous les mouvements volontaires vont toujours croissant. La langue balbutie, ou la parole manque entièrement. La tête s'incline, les bras tombent, les pieds se croisent en marchant, l'homme ivre chancelle, il ne peut donner à ses pas aucune direction sûre, il trébuche et tombe.

Je me hâte de fuir ce tableau hideux pour décrire, en me servant des paroles de Hettner, l'état qui, après l'exaltation causée par un vin généreux chez une nature poétique, précède le désenivrement. « Une belle et forte figure, dit Hettner en parlant d'un chef-d'œuvre de la statuaire antique, dans la première fraîcheur de la fleur de l'homme, est étendue sur un rocher auquel s'appuient ses membres souples, élégants et vigoureux. Dans l'abandon d'une ivresse joyeuse il a rencontré cette couche et s'y est endormi. Les bras et les jambes pendent négligemment, et les traits du visage expriment les charmes d'un doux sommeil qu'on ne saurait décrire. Dans un songe confus, l'imagination savoure encore le plaisir des heures passées , tandis que les membres fatigués et engourdis ne peuvent plus suivre les douces oscillations de l'âme. Les yeux fermés, la bouche ouverte, il n'est déjà plus que légèrement assoupi : la chaleur intérieure et une soif ardente le poussent à s'éveiller; mais les membres qui ont besoin de repos voudraient sommeiller encore, et l'âme, à son insu, craint l'effet désenchanteur d'un réveil que le malaise va suivre. »

TROISIÈME PARTIE

Des Assaisonnements.

CHAPITRE XII

LE SEL.

LXXIX

Lorsqu'en 1772, Cook et Forster visitèrent l'île d'O-Taïti, les indigènes s'étonnaient de voir les matelots, à leurs repas, tremper chaque bouchée dans une poudre blanche. Pour eux, ils mangeaient leur poisson et leur viande avec une sauce faite d'eau de mer, qui contient du sel en grande quantité. Ils étaient comme les Grecs et les Romains, qui connaissaient très-bien l'alcool dans le vin, mais qui ne connurent jamais l'art de l'obtenir pur et fortifié par la distillation.

Mais soit sous forme d'eau de mer, soit plus tard, extrait de cette eau, soit enfin sous forme de sel fossile que l'on tire des mines, le sel ajouté aux aliments est d'un usage extrêmement répandu. On ne s'en étonnera pas, si on réfléchit que le sel est aussi riche dans notre sang qu'il est pauvre dans les aliments que nous offre la nature. Car si, chez les animaux, le sel abonde principalement dans le sang et les cartilages, ces parties sont précisément celles qui, d'ordinaire, servent le moins à notre nourriture. Dans nos aliments tirés des végétaux, la potasse l'emporte si généralement sur la soude que quelques plantes marines seules font exception par leur richesse en soude. Quelques légumes, les navets par exemple, ne contiennent nullement de soude.

C'est pour cela surtout qu'une addition de sel de cuisine répond à un besoin indispensable. Et comme les aliments végétaux contiennent moins de sel que la viande, on y ajoute ordinairement plus de sel qu'à cette dernière. Aussi quelques tribus, comme les Samoïèdes, les Kamtchadales et les Indiens de l'Amérique du Nord, peuvent-ils manger sans sel leur viande et leur poisson. Plus la viande contient de sang, plus il sera facile de se passer d'une addition de sel. Cependant, le sel de nos cuisines n'est nullement un pur chlorure de sodium. Le sel fossile est ordinairement le plus pur; et pourtant, il contient des traces de chlorure de potassium et de magnésium, auprès d'une plus grande quantité de sulfate de chaux.

Dans le sel marin, au contraire, le chlorure de sodium est mêlé à une beaucoup plus grande quantité de chlorure de magnésium et de sulfate de chaux, et en outre, à une quantité assez importante de sulfate de terre amère ou de sel amer. Le chlorure de potassium manque entièrement dans le sel extrait de l'eau de mer, ou bien elle en contient seulement quelques traces qui peuvent être accompagnées d'une quantité d'iode tout aussi faible.

Le sel de cuisine est aussi digestible que nourrissant; car il se dissout dans l'eau avec la plus grande facilité, et tandis qu'aucun tissu du corps humain ne peut s'en passer, le sang et les cartilages ne peuvent atteindre leur combinaison régulière sans en recevoir une quantité notable.

Si l'on réfléchit d'ailleurs que le sel favorise la digestion des corps albumineux, et que les graisses difficiles à se dissoudre perdent en partie, lorsqu'elles sont salées, cette difficulté à se digérer, on comprendra que le chlorure de sodium est le plus important des assaisonnements, et qu'il méritait d'en ouvrir la la description. A cause de sa plus grande richesse en chlorure de magnésium, le sel de mer dissout les corps albumineux plus facilement que le sel fossile; car la chaleur de notre corps suffit pour changer le chlorure de magnésium en acide muriatique et en terre amère, et un mélange très-dilué d'acide muriatique et d'eau est en état de dissoudre les substances albumineuses. On ne s'étonnera donc pas de ce que l'usage du sel augmente dans le sang la quantité des globules colorants. «Sel et pain font les joues rouges, » c'est un proverbe populaire que la science a sanctionné.

Si le sel de cuisine est utile pour conserver les aliments auxquels il retire l'eau, qui, plus que toute autre substance, favorise la putréfaction, il n'est pas moins important de savoir que la viande perd par la salaison une partie de ses meilleurs principes alimentaires. Avec l'eau, le chlorure de sodium enlève à la viande l'albumine et la créatine, l'acide lactique et les sels. La saumure s'écoule, et avec elle une partie des substances les plus solubles et les plus essentielles de la viande. Mais la perte est en quelque sorte compensée, parce que la fibrine de la viande salée est plus soluble que la fibrine fraîche des muscles, et que le pain et les légumes contiennent le chlorure de potassium et le phosphate de chaux enlevés à la viande qui, de son côté, fournit le sel.

Les évacuations font perdre du sel au sang. Mais, autant l'urine et les excréments, le mucus et la sueur, les larmes et les substances cornées enlèvent de sel au sang, autant le sang qui nourrit les nerfs de la langue est appauvri de sel. C'est pour cela que les aliments non salés nous paraissent de jour en jour plus insipides. Et ici encore la loi de la nécessité règle ce qui semblait un goût arbitraire. C'est un enchaînement étroit de causes et d'effets qui rattache le goût des aliments à l'emploi des principes alimentaires les plus utiles. On a autrefois regardé, comme l'effet d'un sage calcul, ce fait que les aliments les plus savoureux sont aussi ceux qui contiennent les substances dont le sang a besoin, et l'on a prétendu que la destinée de l'homme est de mettre du sel dans ses aliments. « Si l'on trouve plus édifiant, dit Carl Snell, de se représenter le Créateur comme un habile horloger, occupé sans cesse à régler ses montres, que de penser à une raison créatrice organique, nous n'y contredirons pas. » Mais alors on renonce à toute certitude du savoir; car il serait difficile de prouver que nous avons eu pour but d'approvisionner de sel notre sang, tandis que la relation entre une différente composition du sang et une différente sensibilité des nerfs, est claire et facile à comprendre.

CHAPITRE XIII

LE BEURRE ET L'HUILE.

LXXX

Si on laisse le lait reposer, les globules qui contiennent le beurre montent. De ces couches supérieures on fait le beurre, en augmentant la chaleur par l'agitation. La violence de l'agitation, secondée par une chaleur tempérée, fait rompre les globules dans lesquels le beurre était renfermé. La graisse libre se rassemble en grumeaux, qui s'unissent en morceaux toujours plus épais.

On comprend ainsi pourquoi le beurre ne peut être composé de graisse pure. La quantité de graisse ne s'élève guère que des quatre cinquièmes aux six septièmes de la masse, qui contient environ d'un septième à un cinquième d'eau mêlé à un peu de caséine et de sucre de lait.

Mais la graisse du beurre, en grande partie, n'est pas de la butyrine. Sous ce nom, les chimistes ont désigné une graisse, particulière au beurre et que l'on a cru longtemps ne se trouver que dans cette substance, mais qui forme tout au plus les deux centièmes de son poids. La butyrine se liquéfie à une température très-peu élevée. Elle se compose de glycérine et d'acide butyrique, qui est volatil à l'état libre, et qui possède une forte odeur de beurre. Trois autres acides gras volatils à l'état libre, comme l'acide butyrique, se trouvent dans le beurre mêlés à la glycérine, et n'ont par cette raison aucune odeur dans le beurre frais : l'acide capronique, l'acide caprylique et l'acide caprinique.

Tout le reste de la graisse du beurre est de l'oléine et de la margarine. Comme l'oléine seule est encore plus liquide que l'huile d'amandes, c'est à la margarine que le beurre doit sa solidité. Un froid vif fait se figer l'oléine, et c'est ce qui donne en partie au beurre d'hiver cette plus grande dureté que l'on doit expliquer, pour l'autre partie, en ce que le beurre d'hiver contient un peu plus d'un tiers d'oléine et environ deux tiers de margarine, tandis que dans le beurre d'été l'oléine forme à peu près les deux tiers du poids total. La margarine se fond à 48 degrés, et, par cette raison, le beurre d'hiver peut aussi se liquéfier à l'aide de la chaleur. Si l'on fait fondre entièrement le beurre, les graisses liquéfiées se séparent, en se refroidissant, de la margarine figée, et le beurre prend un goût qui déplaît à beaucoup de personnes.

Mais la décomposition de la graisse particulière du beurre et des autres graisses neutres, composées d'acides volatils et de glycérine, est plus mauvaise encore. Car si les acides butyrique, capronique, caprylique et caprinique se dégagent, le beurre prend une odeur nauséabonde et piquante, et un goût que les Islandais seuls recherchent. On dit alors que le beurre est rance.

Cette décomposition provient de la caséine et de l'eau du beurre. Le sel de cuisine que l'on mêle au beurre a cette utilité qu'il attire l'eau, et qu'il neutralise pour longtemps l'action de la caséine, tandis que dans la fonte du beurre la caséine est enlevée avec l'écume, et l'eau est vaporisée. Aussi est-il d'usage de faire fondre et de saler le beurre que l'on veut conserver.

L'huile d'olive contient à peu près trois quarts d'oléine et un peu plus d'un quart de margarine. La proportion de l'oléine est plus grande encore dans l'huile d'amandes, qui contient en outre un peu moins d'un quart de margarine.

Quoique ces huiles ne possèdent aucune graisse neutre renfermant des acides gras volatils, elles peuvent cependant devenir rances comme le beurre, car l'acide caprylique et l'acide caprinique se forment aussi par la décomposition de l'acide oléique. Dans l'huile d'olive qui, pour ainsi dire, ne contient que de la graisse pure, ce changement s'opère sous l'influence de l'oxygène, mais avec beaucoup de lenteur. On peut garder très-longtemps l'huile d'olive ou d'amandes, sans la voir rancir.

LXXXI

On ne doit considérer comme solubles dans les sucs digestifs que la petite partie de graisse que l'alcali de la bile et du fluide pancréatique peut saponifier. La plus grande moitié de cette graisse est réduite, par le suc pancréatique et la bile, en parties si ténues qu'elles peuvent pénétrer dans les cellules des parois de l'intestin, dans les vaisseaux chylifères, et de là dans les veines. Il faut donc toujours regarder les graisses comme peu digestibles. Elles sont moins propres à passer dans le sang que les corps adipogènes, mais elles ont une plus grande affinité avec des parties du sang déjà formées.

Toutefois, une circonstance qui prouve l'utilité toute particulière du beurre et de l'huile, c'est l'observation faite dans ces derniers temps que l'amidon se change plus facilement en graisse, lorsqu'il est déjà mêlé à un peu de graisse, que s'il était seul. Et le pain beurré nous donne une nouvelle preuve que les vieilles habitudes n'ont souvent laissé à la science que le soin d'en rechercher les causes.

On aurait donc grand tort de regarder le beurre et l'huile comme absolument indigestes. Et, certes, le pauvre ne doit guère être taxé de gourmandise, quand

il cherche à remplacer le beurre par le saindoux.
Le pain beurré est un besoin que la science impar-
tiale justifie : la salade sans huile ne peut être digérée que par les animaux herbivores.

CHAPITRE XIV

LXXXII

La crème, le lait, le lait écrémé et le petit-lait donnent le fromage à la crème, le fromage gras, le fromage maigre et le séret. Le fromage fait de crème est le plus riche en graisse ; le fromage préparé avec du petit-lait est le plus maigre de tous.

La principale substance du fromage est la caséine du lait que l'on fait se coaguler tantôt par la présure, tantôt par l'acide lactique qui se forme dans le lait. L'effet de la présure, qui est la peau de l'estomac du veau, est aidé par la chaleur. Une forte chaleur rend le fromage dur, comme sa richesse en graisse rend le fromage de crème plus mou.

Dans le lait, la graisse est toujours étroitement unie à la caséine. Aussi le contenu de graisse du fromage répond exactement à la quantité de beurre du lait. Outre le beurre, on trouve encore dans le fromage les sels, et une partie du sucre du lait.

Le fromage mou n'est autre chose que le lait

écrémé d'abord à l'ordinaire, puis coagulé par son propre acide. Dans le fromage proprement dit, la caséine et le beurre sont en partie décomposés. De la caséine, il se forme un corps azoté, nommé leucine, qui se cristallise en aiguilles d'un blanc brillant. Auprès de la leucine, soluble dans l'eau, se développe un acide huileux, qui ne se mêle pas facilement à l'eau, nommé acide valérianique, non-seulement à cause de son odeur particulière et de son goût acide et piquant, mais parce que dans sa composition il offre encore les autres propriétés de l'acide extrait de la valériane. A côté de l'acide valérianique se forme aussi de la caséine un peu d'acide butyrique. C'est pour cela qu'on trouve plus d'acide butyrique dans le fromage qui a déjà quelques mois que quand il est frais.

Cependant la plus grande quantité d'acide butyrique doit son origine à la graisse du beurre qui se décompose. Et c'est ainsi que se produisent les acides capronique, caprylique et caprinique qui, dans le fromage, accompagnent l'acide valérianique.

Très-souvent une partie du petit-lait reste dans le fromage. Le sucre de lait qu'elle contient se décompose en acide butyrique et en acide carbonique, et c'est ce dernier qui forme les trous que l'on remarque dans le fromage de Suisse.

L'odeur et le goût du fromage sont produits par les acides gras et par l'acide valérianique qui leur ressemble. Le sel de cuisine empêche ces acides de se dégager de la caséine et du beurre. Aussi le goût du fromage de Hollande est ordinairement moins fort, principalement parce qu'il est largement approvisionné de sel. Et comme la décomposition de la caséine et du beurre augmente avec le temps, plus le fromage est vieux, plus son goût est fort ainsi que son odeur.

Quoique l'acide butyrique puisse se former de trois substances du lait, du beurre, du sucre et de la caséine, il provient surtout de la disposition du beurre à développer les acides volatils. Aussi les fromages gras ont-ils une odeur beaucoup plus forte que les maigres.

LXXXIII

J'ai déjà remarqué, à propos de la graisse des gâteaux, qu'elle sera d'autant plus difficile à digérer que la chaleur l'aura plus changée en produits de décomposition. C'est à cette abondance de produits de décomposition qu'il faut également attribuer la difficulté que le fromage oppose à la digestion.

Mais il excite chez les glandes digestives une plus grande activité. Il fait passer dans le canal digestif plus de salive et plus de bile, plus de fluide pancréatique et de suc gastrique. Aussi peut-on, jusqu'à un certain point, le regarder, malgré la difficulté qu'il oppose par lui-même à la digestion, comme un moyen de la faciliter. Car la caséine comprise dans la décomposition, provoque aussi le changement de l'amidon et du sucre en acide lactique et en graisse. Ainsi que le beurre, le fromage aide à digérer le pain, et par suite, le pain sec est moins nourrissant qu'uni au beurre ou au fromage.

Le fromage de lait doux surpasse le fromage de lait acide sous le rapport des principes alimentaires inorganiques. Dans celui-ci, l'acide lactique a dissous les sels de terre, tandis que le phosphate de chaux du lait est plus riche dans le fromage de lait doux.

On ne peut faire du fromage que dans les contrées où l'élevage du bétail fournit une surabondance de lait. Où l'on fait du fromage, la viande ne saurait manquer. Où la viande ne manque pas, on trouve un sang riche, et la richesse du sang produit la force des muscles, la fierté de l'âme et le courage ardent que la liberté inspire. Cet enchaînement d'idées a fait dire à l'historien Jean de Muller que partout où se fait le fromage fleurit la liberté.

CHAPITRE XV

LXXXIV

Ce qui fait du vinaigre un si précieux moyen d'assaisonnement, c'est un acide composé de carbone, d'hydrogène et d'oxygène, qui se forme de l'alcool par un emprunt d'oxygène. C'est l'acide acétique, et on peut l'obtenir de toutes les boissons spiritueuses. Mais comme à côté de l'acide acétique l'alcool fournit aussi de l'eau, les vinaigres de bière et de vin contiennent plus d'eau en proportion de l'acide acétique, que le vin et la bière n'en contiennent en proportion de l'alcool. Le vinaigre de vin renferme environ un vingtième de son poids d'acide acétique pur. Dans les vinaigres inférieurs, cet acide ne s'élève guère que d'un cinquantième à un vingt-cinquième.

Aussi le vinaigre est-il toujours une solution diluée d'acide acétique qui contient en même temps un peu d'albumine et de sucre, de dextrine et d'autres substances organiques, notamment des matières colorantes qui diffèrent selon les liquides dont il a été formé. Ainsi l'on trouve dans le vinaigre de vin le tartrate acide et le sulfate de potassium, dans le vinaigre de vin et de fruits souvent de l'acide tannique qui doit provenir de la peau des fruits. Et l'éther acétique qui passe de quelques vins dans le vinaigre même, donne à celui-ci un parfum doux et agréable.

Si la fermentation acide n'est pas complète, le vinaigre contient encore une petite quantité d'alcool, qui, par l'action de l'oxygène, se sépare plus tard en eau et en acide acétique.

Pour augmenter le goût acide du vinaigre, on permet en Angleterre l'addition d'un millième d'acide sulfurique. Une plus grande quantité serait nuisible.

LXXXV

Le vinaigre facilite la digestion. Il dissout à l'exception de la légumine, les corps albumineux, et en même temps il change rapidement en une masse gélatineuse le gluten et la fibrine. Aussi le vinaigre et le beurre sont-ils un assaisonnement utile pour le poisson; et j'ai déjà fait remarquer que le vinaigre rend la viande tendre.

Comme les acides peuvent changer en sucre la cellulose et l'amidon, le vinaigre dans la salade en facilite la digestion.

Dans la plupart des cas, le vinaigre nous offre encore un exemple de ces usages que la science justifie. Il faut seulement le prohiber dans la soupe de pois, de haricots ou de lentilles, parce que même pris en grande quantité, il change la légumine en substance insoluble.

L'effet dissolvant que le vinaigre opère sur les corps albumineux s'étend même jusqu'au sang. Les boissons vinaigrées rafraîchissent le sang et le liquéfient. Et si une mère boit beaucoup de vinaigre, son lait perd dans la quantité des globules caséeux qui contiennent le beurre.

A cause de cette dissolution des parties les plus importantes du sang, qui donne au sang plus de fluidité, il faut voir une impardonnable folie ou bien une ignorance déplorable dans l'habitude prise par quelques jeunes filles de chercher dans le vinaigre un moyen d'arriver à une maigreur artificielle. Trop souvent elles n'atteignent leur but qu'en se donnant des maladies graves qui finissent par détruire leur fraîcheur et leur beauté.

CHAPITRE XVI

LXXXVI

L'histoire du sucre ressemble beaucoup à celle de l'alcool et du sel. De même que l'on connaissait les boissons fermentées avant l'art de la distillation, et le goût salé de l'eau de mer avant qu'on sût en extraire le sel, ainsi l'on connaissait le miel et les sucs doux avant le sucre qui en produit la douceur. C'est dans le quinzième siècle qu'on apprit, pour la première fois, à cuire les sucs sucrés, et la découverte ne s'est complétée que beaucoup plus tard.

Avec l'art d'extraire le sucre, la connaissance des plantes qui en contiennent a fait de grands progrès dans ces derniers temps. Le climat tempéré de l'Europe nous offre, dans la betterave, un moyen peu avantageux à la vérité, de remplacer la canne à sucre ; et dans l'Amérique du Nord, une sorte d'érable sert au même but. Jusqu'ici, aucune plante connue ne peut se comparer à la canne à sucre, et le nom de sucre de canne désigne encore le sucre le plus doux, quoique la betterave, l'érable à sucre et d'autres plantes possèdent du sucre comme le roseau qui en porte le nom.

Le sucre de canne est plus doux et plus pauvre en hydrogène et en oxygène que le sucre de raisin, que sa propriété d'être immédiatement fermentescible distingue du sucre de canne et du sucre de lait. Mais les acides changent ces deux derniers en une autre sorte de sucre fermentescible.

On purifie le sucre de canne en le faisant bouillir avec la chaux; le suc végétal, qui contient le sucre, renferme aussi de l'albumine soluble qui se sépare en se coagulant, et qu'on enlève avec l'écume. Ainsi se forme un liquide qui contient un sucre non cristallisable, et qui forme en grande partie la mélasse du commerce. On retire en outre, de ce liquide, des cristaux de sucre mêlés d'abord à une quantité de sucre non cristallisable, et formant avec ce dernier ce qu'on appelle la moscouade. Le sucre de canne, à l'état pur, offre une cristallisation grenue et se nomme sucre en pains, tandis que le sucre candi, formé plus lentement, présente des cristaux plus forts et plus réguliers. Une partie de la chaux se mêle au sucre, et la moscouade surtout est mêlée à du phosphate de chaux et à une substance glutineuse, vraisemblablement la dextrine.

Dans le miel, nous trouvons le sucre de raisin, une sorte de sucre non cristallisable, et la mannite. Ce dernier sucre se distingue des autres par sa lenteur à entrer en fermentation; il en diffère aussi par sa composition, en ce qu'il contient moins d'oxygène que d'hydrogène; tandis que dans les autres, ces deux éléments se trouvent en proportion égale précisément à celle qu'ils offrent dans l'eau. Très-probablement, dans le miel ces sucres s'associent à un peu d'acide lactique, qui se forme aussi du sucre de raisin par la décomposition, et à la cire, qui a une grande analogie avec les graisses.

LXXXVII

Ainsi que les sels et les acides, le sucre et le miel augmentent la quantité des sucs digestifs et facilitent la digestion. En même temps que le sucre se digère, il enrichit le suc gastrique d'une substance qui aide à la dissolution des aliments. Car déjà la salive commence à changer le sucre en acide lactique, et celui-ci opère sur les principes alimentaires, de la même manière que l'acide chlorhydrique du suc digestif de l'estomac.

Pour cette seule raison le sucre vaut infiniment mieux que sa réputation. Depuis que l'on connaît la composition du lait, le sucre doit perdre la mauvaise renommée qui le frappait depuis des siècles. Mais la calomnie laisse toujours quelque chose après elle, et le préjugé, qui attribue au sucre une influence funeste sur les dents, est encore aussi généralement répandu aujourd'hui que devrait l'être l'opinion contraire, appuyée sur les témoignages de la science et de l'expérience. Aux colonies occidentales, les dents des nègres sont d'une blancheur éclatante, et ce fait remarquable chez toute une race qui fait une consommation extraordinaire de sucre, se répète chez beaucoup d'individus isolés. Le phosphate de chaux est la principale substance des os et des dents, à partir de l'adolescence, et le développement que les os des enfants doivent subir, consiste surtout en une augmentation de ce phosphate. L'acide lactique dissout le phosphate de chaux des aliments, et comme le sucre seconde indirectement cette dissolution, il aide à fournir aux dents la grande quantité de chaux dont elles ont besoin. On n'objectera pas sans doute que le sucre cause des douleurs aux dents creuses. Mille autres substances aussi bien que lui peuvent irriter les nerfs. Et dira-t-on sérieusement que ce qui fait mal à un malade peut nuire à qui se porte bien?

Levons donc l'interdiction qui bannit le sucre du monde des enfants. Loin de gâter les dents, il les fournit de chaux. Il est utile à l'estomac, parce que, pris modérément, il produit l'acide lactique. Qu'on se garde des sucreries couvertes de couleurs empoisonnées, et qu'on laisse aux enfants leur joie, à l'arbre de Noël ses charmes.

CHAPITRE XVII

LXXXVIII

Sous ce nom, je réunis la moutarde et le cumin, le poivre ordinaire et le poivre d'Espagne, la cannelle, le girofle, la noix muscade, la vanille et le safran.

Outre l'albumine et la cire, la cellulose et la dextrine, l'amidon et les résines, les acides et les sels, dont la quantité et les propriétés n'offrent pas de différences très-essentielles, toutes ces épices contiennent une huile volatile, d'odeur forte, et d'un goût relevé et pénétrant.

C'est seulement dans la moutarde, telle que nous la mangeons, que cette huile est le produit d'une fermentation. De même que l'émulsine change l'amygdaline en huile d'amande amère, ainsi un ferment particulier à la moutarde noire décompose une substance qui s'y rencontre, mais qui manque dans la blanche, et la change en huile de moutarde, qui contient du carbone et de l'hydrogène, du soufre et de l'azote. Cette huile, d'une couleur jaune clair et d'une odeur piquante, ne se mêle qu'avec beaucoup d'eau. C'est à elle que la moutarde doit son goût particulier. Le corps-mère de l'huile de moutarde a un goût amer. La moutarde noire contient de l'acide stéarique, et deux autres acides gras qui se trouvent aussi dans la blanche, mais non l'acide stéarique.

Les huiles des autres épices que j'ai nommées plus haut, se trouvent déjà formées dans les substances végétales. Plus aromatiques que piquantes, elles sont composées, en partie, de carbone et d'hydrogène, et en partie d'une combinaison de ces deux éléments avec l'oxygène. On ne doit pas confondre les huiles grasses avec les huiles volatiles. Les volatiles sont, à la vérité, difficilement solubles dans l'eau, mais elles n'y sont pas insolubles ; elles ne se saponifient pas avec les alcalis, et elles se distinguent en outre par leur tendance à devenir résineuses, au moyen d'une addition d'oxygène. Aucune graisse ne manque d'oxygène, tandis que beaucoup d'huiles volatiles ne contiennent rien de cet élément.

Le girofle est très-riche en huile volatile. La noix muscade la plus forte en contient à peine le tiers de ce qu'on en trouve dans le girofle ; le plus fort poivre d'Espagne, à peine un quart, et la cannelle, tout au plus un douzième. Il suit de là que dans ces épices, ce n'est pas la quantité, mais la qualité de l'huile volatile qui fait leur force.

LXXXIX

Le goût brûlant des huiles volatiles a peut-être été d'abord la seule cause qu'on leur attribuât un effet échauffant. Mais les palpitations du cœur et les ardeurs indiquent assez que les épices accélèrent la circulation. Ce n'est pas seulement le palais et l'estomac qui s'échauffent par suite d'une excitation immédiate, les joues elles-mêmes se colorent d'un rouge plus vif.

Comme les épices irritent aussi les glandes digestives, elles favorisent jusqu'à un certain point la dissolution des aliments. Ainsi leur effet ne se borne pas à pourvoir le sang d'une huile échauffante, mais elles lui procurent encore un puissant moyen de réparation. La formation et la nutrition de la semence augmentent. Les organes de la génération sont excités, surtout par la vanille, dont la substance essentielle est une huile volatile.

Mais en même temps le sommeil est chassé, et la passion s'éveille. Tous les aliments qui causent l'insomnie irritent le cerveau et accélèrent le mouvement de la pensée. Aussi n'y a-t-il rien de fabuleux à dire que la moutarde fortifie pour un temps l'activité de la mémoire. La mémoire étant une activité comme le mouvement des muscles, elle peut être exercée comme toute autre manifestation de force de notre corps. Mais si l'on dit que la moutarde donne une bonne mémoire, on confond l'activité, comme propriété de la matière, avec l'organe lui-même. Sans matière, il est vrai, point d'organe possible. Malgré cela, ce n'est point la quantité de la matière, mais la vitesse et la force de son mouvement qu'il faut regarder comme l'essence d'une activité excitée. Le mouvement cesse avec la matière qui le produit. Ainsi, dès que l'huile volatile a disparu du sang, l'excitation qu'elle produisait dans le cerveau doit cesser. L'organe de la mémoire ne peut pas être formé de moutarde. La mémoire est une forme dans laquelle se manifeste l'activité du cerveau. Nommer à cause de cela le cerveau, un organe de la mémoire, ne serait pas moins absurde que d'appeler le muscle, l'organe de la vitesse. Le cerveau pense comme le muscle se meut. Le sentiment et la volonté, le souvenir et le jugement, sont des formes de la pensée, comme s'étendre ou tressaillir, fredonner ou saisir sont des formes du mouvement.

On peut à peine regarder les épices comme un moyen de réparation, car leur substance la plus essentielle ne fournit au sang aucune partie utile. Ce sont des moyens d'exciter, et ce qui excite peut aisément causer la surexcitation. Aussi l'abus d'un moyen d'excitation est-il beaucoup plus dangereux que l'excès des principes alimentaires. Le sucre et le sel, le beurre et le fromage, l'huile et le vinaigre laissent loin derrière eux les épices, au point de vue de l'utilité dont ils peuvent être pour le corps.

12.

Si l'on réfléchit aux passions inquiètes, aux accès de frénésie, à l'astucieuse jalousie des habitants des tropiques, chez lesquels l'usage de ces épices est presque aussi fréquent que celui des aliments eux-mêmes, on sera moins disposé encore à pardonner aux cruautés que les Européens ont employées pour approvisionner de poivre et de cannelle, de girofle et de muscade cette partie du monde. Si ces épices nous étaient inconnues, l'Europe manquerait de condiments dont elle peut se passer, dont l'usage est souvent nuisible; mais les Espagnols, les Portugais et les Hollandais pourraient effacer une page sanglante de leur histoire.

LIVRE TROISIÈME

DU RÉGIME

Que l'homme cherche sa destinée dans le ciel ou
sur la terre, dans l'avenir ou dans le présent, il
restera toujours soumis aux incertitudes intérieures
et troublé par les influences extérieures, jusqu'à ce
qu'une fois pour toutes, il se décide à déclarer que
le juste, c'est ce qui est conforme à sa nature.

Goethe.

LIVRE TROISIÈME

DU RÉGIME

CHAPITRE PREMIER

XC

La véritable égalité de l'homme gît dans la différence. Nous sommes tous égaux par cela seulement que la plus petite différence de rapports produit une différence dans la composition et l'activité de notre corps. Une autre manière de vivre et de se nourrir, un autre climat et un autre sol nécessitent un autre sang et un autre cerveau.

Et en effet, lorsque des zones glacées du Nord au ciel brûlant des tropiques, on suit les nuances nombreuses dans lesquelles la chaleur et le froid, les monts et les vallées, la mer et la terre, les forêts et les steppes, les animaux et les plantes dominent l'homme par leurs contrastes abruptes et par leurs transitions toujours changeantes, on ne s'étonne plus si la forme et la couleur, l'esprit et les mœurs font succéder les différences aux différences avec une telle prodigalité, que l'on se refuse à reconnaître comme enfants d'une même souche les races humaines si mobiles et si multiples.

Les innombrables degrés de forme et de combinaison des productions de la terre et de l'eau exercent leur influence sur la nourriture de l'homme. Je ne crains plus de choquer le lecteur si je désigne la nourriture même comme une des sources les plus importantes des variétés du genre humain. Mais je dois appuyer d'autant plus fortement sur ce point, qu'aucune influence ne se présente isolée dans notre vie qui se renouvelle incessamment.

A propos de la thèse pleine de profondeur émise par Haman, — tout ce qui est isolé est récusable — Gœthe dit ces paroles si vraies et si consolantes pour les lacunes que présente la science humaine : « Dans chaque communication orale, à moins qu'elle ne soit poétique, se trouve une grande difficulté, car le mot doit se détacher et s'isoler pour dire et signifier quelque chose. L'homme, au moment où il parle, ne peut présenter qu'un côté : il n'y a point de communication, point d'enseignement sans séparation. » Qu'on me pardonne donc si, à cause de cette séparation nécessaire, j'ai rejeté au dernier plan les puissantes influences de l'air et de la terre, de la nature qui nous entoure dans la solitude des forêts, sur les flancs onduleux des montagnes, dans la fatigante uniformité des vastes plaines, comme au sein de l'imposante immensité des mers : si je me suis tu sur l'union intime des relations des plantes et des animaux, sur les effets des rapports de l'homme à l'homme, qui tour à tour nous élèvent et nous compriment, souvent nous réjouissent, et souvent aussi nous blessent douloureusement ; si je n'ai rien dit de l'instruction par la parole et de la puissance du chant, pour insister plus fortement sur l'empire étendu de la nourriture. Par l'effet de toutes ces influences réunies, l'homme est déterminé sous toutes ses faces, son individualité est nécessairement formée ; il saisit le monde de tous les côtés parce que la création le touche de toutes parts.

J'ai pris un anneau de la chaîne, la nourriture, mais non pas pour l'en détacher. Si la mer limite la terre, et si la terre borne la mer, toutes deux sont la condition de l'existence des plantes et des animaux qui changent de mille manières les aliments de l'homme suivant les climats. L'influence que la nourriture exerce sur l'homme s'étend sur les rapports, le caractère et l'intelligence des peuples et des individus. Mais les relations changent l'homme, l'homme change la nourriture, la nourriture change le sol. Partout action et réaction.

Et cette réaction, dont la puissance est l'expression la plus sûre et la plus exacte de la raison de cette race de Prométhée qui escalade les cieux, cette réaction donne à l'homme la souplesse tenace qui lui permet de vivre dans toutes les contrées du vaste empire de la nature. S'approche-t-il du pôle, il se contentera de poissons ; sous les tropiques, il passe d'une multitude de fruits exquis, aux venaisons les plus savoureuses. Et si dans les plaines du nord de l'Amérique le chasseur ne mange que la chair du buffle, si l'indigène de la Nouvelle-Hollande, qui ne trouve pas dans toute cette grande île un fruit mangeable aussi gros qu'une cerise, se nourrit seulement de viande, c'est dans les climats chauds, où l'usage trop abondant de la viande serait funeste, que celui des végétaux l'emporte, et le Pegouan ainsi que le Malabare s'y bornent par superstition.

Notre sang tient le milieu entre celui des carnivores et celui des herbivores. Mais là n'est pas le point de départ de la différence qui nous distingue des animaux dont la nourriture est toute d'une seule espèce. Déjà dans les organes digestifs, s'effacent ces différences marquées qui, dans la formation de ces organes, séparent d'une manière si tranchée les animaux qui vivent seulement de plantes, et ceux qui se nourrissent exclusivement de la chair des autres. Si des dents nombreuses et composées permettent aux herbivores de ronger et de mâcher, si un canal digestif plus long, des glandes salivaires plus grosses les rendent capables de digérer les substances végétales les plus dures, que les carnivores ne pourraient suffisamment broyer sous leurs dents moins développées et plus aiguës, tandis que leurs glandes salivaires moins riches et leur intestin plus court ne suffiraient pas pour les dissoudre, nous voyons chez l'homme une proportion mitoyenne dans la construction des dents et des mâchoires, de l'estomac et de l'intestin, des glandes salivaires et des muscles qui servent à la mastication.

Par ces moyens l'homme peut également digérer une nourriture animale ou végétale. Et, parce qu'il y a des aliments végétaux et animaux dans lesquels les trois groupes des principes alimentaires sont représentés, parce que le pain et la viande peuvent tous deux fournir au sang les parties qu'il exige, nous voyons le Péguan s'habituer exclusivement à la nourriture végétale, comme beaucoup d'Indiens de l'Amérique du Nord à la viande seule, et les Groënlandais au poisson.

Partout où se trouvent en abondance ces deux productions de la nature, les dons du champ et ceux de la forêt, le goût a choisi des deux côtés les plus importants représentants des substances alimentaires. Et si l'on désigne sous le nom d'animaux domestiques le bœuf et le porc, le blé et les légumineuses ont un droit égal au titre de végétaux domestiques.

Plus les peuples sont civilisés, plus se développe chez eux le soin des animaux et des végétaux domestiques. Partout où fleurissent l'agriculture et l'élevage du bétail, ou mieux encore, dans toutes les contrées où l'élevage du bétail accroît le rapport du champ, où la féconde agriculture augmente la richesse de l'étable, l'homme fait usage de la viande et du pain, du lait et des fruits. Et comme il digère l'un et l'autre avec facilité, la composition de son sang correspond à la digestion, comme la digestion à la structure des organes qui s'y rapportent.

Et maintenant, si une nourriture mêlée de substances animales et végétales est celle qui convient le mieux à la digestion de l'homme et à la formation de son sang, ne faut-il pas aussi que ce mélange d'aliments, qui produit chez l'homme les os et les muscles qui lui sont propres, développe chez lui la substance cérébrale, organe de la pensée humaine et du sentiment humain? également loin de la sauvagerie que les peuples chasseurs partagent avec les animaux carnassiers, et de la trop faible activité d'esprit particulière aux Hindous, qui ne se nourrissent que de végétaux et qui, au lieu de digérer pour vivre en hommes, semblent ne vivre que pour digérer, l'Européen civilisé digère facilement sa nourriture mixte, et son sang lui donne un cerveau dont nous admirons l'essor dans ces merveilleuses créations qui personnifient la beauté et la sagesse humaines.

Ainsi toujours se reproduit ce cercle d'action et de réaction qui, de tous les côtés, rattache l'homme à la nature. La différence qui provient des degrés de cette réaction produit aussi l'individualité de chaque homme. Après une courte description de l'échange des substances, envisagé au point de vue de l'espèce entière, j'ai, dans le second livre, décrit en traits généraux les effets qui appartiennent à chaque aliment. Or, si le sexe et l'âge, l'état et la manière de vivre, les habitudes et les climats changent l'homme, nous ne possédons qu'un côté de la théorie des aliments, tant que nos connaissances se bornent à l'échange de la matière pour l'espèce, et aux effets généraux des aliments. L'autre côté consiste à développer la manière dont l'échange de la matière, tel qu'il est propre à l'individu, détermine le choix des aliments. Ceci nous conduit au régime. Il me reste donc, dans ce dernier livre, à poser les règles du régime pour les circonstances les plus importantes qui se rapportent à l'individu.

CHAPITRE II

XCI

Quoique pendant le sommeil l'échange se ralentisse, les huit ou dix heures qui s'écoulent d'ordinaire entre le souper et le déjeuner suffisent pour produire les symptômes de l'appauvrissement du sang que l'on réunit dans cette expression habituelle : être à jeun. Et le léger repas qui rompt cet état s'appelle chez plusieurs peuples : le déjeuner. Les Anglais disent : Rompre le jeûne.

Au déjeuner succèdent la peine et le travail du jour. Aussi le pain sec ou beurré est-il une nourriture très-convenable le matin; car nos organes le digèrent facilement, et pourtant avec assez de lenteur pour que le sang et le cerveau ne soient point tout à coup surchargés de principes alimentaires. Le thé et le café préparent d'une manière convenable l'attention et les efforts du jugement que le travail, dans toutes les professions, exige à un degré plus ou moins élevé. Et, si l'on se souvient que le thé favorise plus exclusivement l'enchaînement et le développement de la pensée, tandis que le café excite davantage la force de l'imagination, on comprendra sans peine pourquoi, dans quelques contrées, en Hollande par exemple, ceux dont la profession exige surtout le travail de la pensée, déjeunent avec du thé, tandis que ceux dont l'état, occupant à la fois la main et les sens, demande du jugement et de l'imagination, déjeunent avec du café.

XCII

La soupe, la viande et les légumes composent régulièrement le dîner d'un bourgeois allemand. Déjà, dans le second livre, j'ai expliqué comment l'usage journalier de la soupe et de la viande est exigé par la coutume allemande de préparer la soupe avec la même viande, que l'on mange ensuite comme bouilli. Dans le même livre, j'ai signalé comme très-raisonnable l'usage de joindre à la viande les légumes et les racines. La viande donne ce qui manque aux légumes, et les légumes étendent ce que la viande contient trop abondamment.

Ce n'est donc que par une malheureuse coutume ou par une nécessité plus malheureuse encore que, dans beaucoup de pauvres ménages, on mange presque exclusivement des pommes de terre à dîner.

S'il est tout à fait impossible de manger de la viande et des légumes, le dîner devrait, aussi souvent que possible, être composé de soupe de pois, de haricots et de lentilles. Il suit de là que l'on pourrait soulager efficacement la misère du pauvre, si l'on utilisait pour la culture des légumineuses beaucoup de champs, où la pomme de terre abonde et où une maladie funeste vient souvent détruire entièrement la récolte de ce tubercule.

Mais, dans les ménages où l'on mange de la viande au moins quelques jours par semaine, il faudrait ajouter à cette viande des pommes de terre ou des légumes; et les autres jours, servir une forte soupe de pois, de haricots et de lentilles. Cette distribution judicieuse devrait servir de règle générale.

Car quelque heureux que puisse être le goût des ménagères allemandes dans le choix des aliments, elles sont souvent très-inhabiles à composer un dîner même dans les ménages bourgeois les plus aisés. Combien de fois n'arrive-t-il pas qu'une soupe maigre n'est suivie que de poissons et de pommes de terre! Ou bien on sert la soupe et des mets de farine sans addition de viande. Ou encore on mange une soupe faite avec des légumineuses, et ensuite les haricots et les mets de farine.

Autant que possible la viande ne devrait manquer à aucun dîner, et, si l'on mange du poisson, plus difficile à digérer et moins nourrissant, il faudrait remplacer ce qui lui manque en principes alimentaires, par une soupe grasse, à la fois plus digestible et plus

fortifiante, ou au moins par une bonne soupe de pois
ou de lentilles. Mais, si les haricots et les mets de
farine, ou bien une soupe de légumineuses composent tout le repas, leur difficulté à se digérer fatigue
l'estomac, leur richesse en principes alimentaires
surcharge le sang, échauffe la tête, et l'homme devient moins propre au travail.

Par toutes ces raisons, la soupe de pois et ensuite
du poisson avec des pommes de terre, ou du poisson avec les mets de farine, ou la viande avec les
légumes, ou bien le bouillon gras avec des légumineuses et des pommes de terre, ou le rôti avec la
salade forment les combinaisons dont doit se composer un bon repas. En un mot, les corps albumineux les plus faciles à digérer doivent toujours l'em-
porter, et, si des substances d'une digestion plus
difficile forment une partie importante du dîner, si
l'on mange des pois, des haricots ou des mets de farine, il faut au moins qu'une soupe de légumes verts
ou des fruits facilitent la digestion par leurs acides
et leurs sels.

Mais le choix et la juste combinaison des principes
alimentaires ne sont pas les seules choses à considérer. Tout ce qui produit dans notre corps une
nouvelle activité est une cause d'excitation. Et pour
cela, les épices échauffantes ne doivent pas être regardées comme les seuls moyens d'excitation ; mais,
en général, le manger et les boissons. Or le propre
de l'excitation est d'arrêter ses effets, si on en répète
l'emploi dans un trop court délai. Et plus l'excita-

tion est petite, plus ses effets s'émoussent facilement lorsque leur retour régulier rend moins sensibles leurs propriétés. La faculté d'excitation ainsi diminuée par la répétition des mêmes moyens produit l'habitude. Tandis que pour beaucoup d'aliments et de boissons, pour le pain, la viande, les pommes de terre, l'eau et le lait, l'excitation s'émousse et fait place à l'habitude, tandis que l'habitude fait même disparaître l'excitation plus forte que causent le thé, le café, la bière et le vin, l'effet des autres aliments s'émousse, et cet affaiblissement va jusqu'au dégoût. Puisque la soupe et la viande finissent par nous répugner, si nous les mangeons tous les jours et sous la même forme, il est à peu près impossible de manger tous les jours les mêmes légumes, les mêmes mets de farine, les mêmes légumineuses, et, si deux ou trois jours de suite la ménagère sert des carottes ou même la choucroute favorite, elle trouve souvent des visages mécontents. Ce n'est pas un caprice du goût, mais le goût lui-même est une règle très-sûre et très-fondée pour les stimulants que tirent du sang le cerveau et les nerfs. Nous savons très-bien qu'un usage trop abondant de viande produit dans le sang plus de fibrine, que l'excès des principes alimentaires adipogènes lui donne plus de sucre, et que les huiles volatiles de certains fruits et des épices, les acides organiques et les mélanges des différents sels des légumes passent dans le suc mère des tissus. Si les uniformes manifestations de force des animaux correspondent à leur nourriture uniforme ; si l'absence de sensibilité chez les plantes correspond à la simplicité de leurs principes alimentaires peu nombreux, ne sommes-nous pas forcés par cet enchaînement étroit des causes et des effets de voir en grande partie dans la vie agitée de l'homme, dans ses passions, dans ses actes, dans les nuances innombrables de ses sentiments et de ses pensées, la conséquence de la diversité de sa nourriture, de ses assaisonnements et de ses boissons? Ce qui donne à l'homme son caractère individuel ne peut provenir que de l'ensemble des variétés de ses aliments, jointes aux influences morales et physiques sans nombre que le monde extérieur exerce sur nous.

Et comme l'uniformité de l'excitation, même répétée à de plus longs intervalles, en diminue l'effet stimulant, un repas composé des mêmes aliments et qui revient à un jour déterminé de la semaine n'est pas une coutume louable. Si un ordre rigide ne fait que trahir souvent les habitudes mesquines d'un esprit rétréci, de même cette répétition régulière est la source d'une espèce d'infirmité morale qui comprime peu à peu mais d'autant plus dangereusement tout essor libre de l'esprit. Quiconque s'observe soi-même avec attention a pu remarquer plus d'une fois que l'effet salutaire de la promenade disparaît entièrement, si pendant trop longtemps on prend cet exercice tous les jours à la même heure. Il en est de même pour les aliments. Et si déjà les anciens médecins avançaient cette proposition : qu'il est bon de jeter quelquefois du désordre dans notre nature, on peut ajouter qu'une inflexible régularité dans la vie ne s'accorde avec aucune espèce d'élévation d'esprit.

On répète fréquemment, et le célèbre Lichtenberg, dont à la vérité les nerfs étaient malades, soutenait aussi que boire pendant le repas est une habitude nuisible. C'est une grosse erreur, car le suc gastrique peut être étendu d'une assez grande quantité d'eau sans perdre pour cela sa vertu dissolvante. Il est vrai qu'une inondation d'eau pourrait diminuer ou même détruire l'action particulière des substances contenues dans les liquides digestifs. Trop d'eau serait donc très-nuisible après les aliments d'une digestion difficile, comme les graisses, et ce n'est pas sans raison que l'on redoute la trop grande abondance de l'eau après un repas composé de viande grasse de porc. Mais dans les pays où la soupe ne fait pas une partie régulière du repas, l'usage de l'eau est même indispensable.

De même, la bière et le vin ne sont nuisibles pendant le dîner que si l'on en fait excès. Dans ce cas, l'alcool porte à la coagulation les corps albumineux des aliments, et même ceux des liquides digestifs, et il trouble la digestion. Mais si l'on boit modérément, la bière et le vin prolongent l'effet nourrissant du repas. Si après un repas dans lequel nous avons bu du vin, nous ne ressentons pas la faim aussi vite que si nous avions seulement bu de l'eau, cela tient à ce que, l'alcool s'emparant d'une partie de l'oxygène respiré, les parties de notre corps se consument plus lentement. Aussi le vin pendant le repas est excessivement utile, si un long voyage ou un travail prolongé rendent impossible de manger de nouveau à l'heure accoutumée, et comme cet empêchement lui-même accélère l'échange des substances, le vin et la bière sont d'autant plus utiles qu'ils combattent cet effet.

Le désir habituel de manger chaud le dîner est très-fondé en raison. Car le froid solidifie les colles et les graisses, qui se digèrent bien plus facilement à l'état liquide. Mais si les aliments sont beaucoup moins chauds que les liquides de l'estomac et de l'intestin, c'est-à-dire s'ils sont très au-dessous de 38 degrés, ils retirent à ceux-ci une partie de leur chaleur, et le mélange froid se dissout moins facilement. C'est pour cela que la glace et l'eau trop froide sont nuisibles, surtout si les aliments contiennent beaucoup de graisse et de gélatine. Comme en général les grands changements de la température de notre corps se supportent mal, la transition subite des aliments chauds aux aliments froids, et *vice versâ*, est fâcheuse. Le refroidissement soudain de la cavité buccale peut faire éclater l'émail des dents.

La différence des heures auxquelles on prend le principal repas chez les différents peuples et selon les diverses professions indique assez que l'on ne peut donner à ce sujet aucune règle absolue. Cette heure est à peu près indifférente pour les professions qui exigent un travail de tête : elle l'est tout à fait pour ceux qui ne travaillent pas du tout, pourvu qu'ils ne troublent pas assez complétement l'ordre naturel de la vie pour faire de la nuit le jour et du jour la nuit. Mais ceux dont le travail exige une suite d'efforts corporels perdent assez de substances dans les six premières heures du jour pour avoir raison de suivre la coutume adoptée à peu près partout de prendre vers midi, ou peu de temps après, la plus grande partie des moyens de réparation.

XCIII

L'usage allemand de manger le soir deux ou trois heures et même plus, avant de se coucher, est très-utile, car alors la digestion est en grande partie terminée avant que l'on ne se mette au lit. En effet la digestion trouble le sommeil, et le sommeil la digestion. Aussi le repas du soir doit-il se composer, autant que possible, d'aliments faciles à digérer, comme la soupe, la salade, mais peu de viande, rarement du poisson, et jamais de légumineuses. Si on le prend de très-bonne heure, le pain, quoique lourd, et mieux encore le pain beurré et la viande, fourniront une nourriture très-convenable : si l'on y joint du thé, ceux qui ont à se livrer ensuite à un travail d'esprit, se sentiront agréablement excités.

C'est surtout le soir qu'il faut éviter les excès. Car sans parler du trouble que la digestion, aussi bien que la faim, jette dans le sommeil, l'effet d'un sang surchargé se neutralise difficilement pendant la nuit.

En dormant nous expirons moins d'acide carbonique, et en général l'échange des substances se ralentit. Aussi, la réplétion des tissus, et surtout du
cerveau, se trahit-elle fréquemment par des rêves
pénibles, par l'oppression, et le matin, par les maux
de tête et une indisposition générale de l'esprit.

CHAPITRE III

XCIV

Dans l'ensemble de cet ouvrage, comme dans les détails, j'ai souvent insisté sur ce principe que la quantité des moyens de réparation se règle sur celle de la dépense. Une réparation abondante jointe à une dépense considérable représente un échange de matières très-actif.

Quoique les différences résultant de l'âge et du sexe confirment en général cette proposition que, chez l'homme sain, on peut juger de l'activité de l'échange des matières d'après la quantité des excrétions, on croit pourtant au premier coup d'œil rencontrer ici les exceptions les plus importantes.

Chez l'homme fait, le poids du corps reste toujours le même, si l'on tient compte de l'augmentation ou de la diminution que causent instantanément les aliments que l'on a pris, ou les excrétions liquides et solides expulsées. Cela provient de ce que les réparations remplacent exactement en moyenne ce qu'on a perdu par les excrétions.

Il n'en est pas de même chez l'enfant. Car tout le développement de la croissance, depuis l'allaitement jusqu'à l'enfance, et de celle-ci jusqu'à l'âge adulte, provient de ce que la recette surpasse la dépense : la somme de l'une et de l'autre ne se balance pas, et nous ne retrouvons pas ici un simple échange de matière. La croissance consiste uniquement dans la quantité dont les produits de la nutrition des tissus surpassent les produits de la décomposition et les excrétions.

Cette plus grande activité qui fait que la nourriture l'emporte sur les excrétions, n'est cependant que la condition de la croissance. Car si le corps ne reçoit plus qu'il ne perd, il ne saurait grandir. A la bien considérer, cette plus grande appropriation de principes alimentaires est la croissance elle-même.

Mais il faut en chercher la cause plus loin. Le sang et les tissus chez l'enfant possèdent une autre composition que chez l'homme fait. En décrivant les diverses sortes de viande, j'ai remarqué que les muscles des jeunes animaux contiennent plus d'albumine et moins de fibrine que ceux des adultes. La peau qui, chez l'homme fait, consiste en tissu collagène, est formée, chez l'enfant à la mamelle, d'une substance albumineuse, qui ne manque pourtant pas entièrement chez l'adulte. Les os du nouveau-né donnent par la cuisson la chondrine. Le principe organique de ces os ne se change que peu à peu en tissu glutogène. Tandis que, dans la jeunesse, les organes contiennent plus d'eau et moins d'éléments solidifiés formés du suc mère des tissus, ceux-ci, chez l'homme fait, se distinguent par leur richesse en éléments solides. Comme ces éléments surpassent, pour la plupart, la pesanteur spécifique de l'eau, leur augmentation, pendant la croissance, explique l'augmentation du poids du corps.

Or, si la composition du corps pendant la croissance diffère de celle du corps qui a atteint son développement complet, nous ne sommes plus réduits à dire que la quantité dont la recette excède la dépense est la cause de la croissance. Des tissus différemment composés exercent une force d'attraction différente sur les substances que la nourriture fournit au sang.

Les muscles de l'enfant retirent du sang la fibrine, en même temps qu'ils décomposent leur substance albumineuse en créatine et en urée. Et la conséquence essentielle de la différence de leur composition avec celle des muscles de l'adulte, c'est qu'ils attirent plus de fibrine qu'ils n'en perdent par la décomposition. Il en est de même pour la peau, dont le corps albumineux se détruit et se perd avec l'urine et l'air expiré, tandis que, par une force d'attraction plus grande, elle extrait du sang et dépose la matière organique de son tissu collagène. Plus encore pour les os. Car comme ce sont les os qui, par l'augmentation de leur poids, augmentent plus que tous les autres tissus le poids du corps entier, ils doivent, pour remplacer les matières détruites, qui fournissaient par la cuisson la chondrine au lieu de la gélatine, extraire du sang une si grande quantité de leurs éléments particuliers qu'en très-peu de temps leur composition est totalement changée. Tandis que le corps-mère de la chondrine a une étroite affinité avec le sel de cuisine, le tissu glutogène montre la plus grande tendance à s'unir aux phosphates et aux carbonates de chaux. Aussi, à mesure que le corps chondrogène est remplacé par la substance collagène des os, voyons-nous s'accroître la quantité des sels de chaux, et cela, pendant toute la vie. Les os accumulent réellement les sels de chaux et le fluorure calcique, qu'ils extraient du sang, et les dents seules possèdent cette sorte d'attraction à un degré aussi élevé.

Cette force d'attraction particulière à l'enfant est plus que la condition de la croissance, elle en est la véritable cause. Elle nous explique l'excédant de la nourriture sur les excrétions, que j'ai signalé plus haut comme la condition de la croissance et de l'augmentation du poids.

Mais cependant, l'échange de substances ne subit pas chez l'enfant une autre loi que chez l'adulte. Chez l'un et l'autre, la force d'attraction que les tissus exercent sur les parties substantielles du sang produit la nutrition. Si des tissus différemment composés attirent du sang et retiennent plus qu'il ne se perd par l'excrétion, il faut que le sang, pour conserver sa composition, reçoive plus de substances alimentaires que si l'activité de la nutrition faisait seulement équilibre avec l'excrétion.

Ainsi c'est la dépense immédiate occasionnée au

sang par les tissus qui règle la recette. Seulement la différente composition des nouvelles parties des tissus leur donne une plus grande consistance, et c'est pour cela que le corps s'approprie plus qu'il n'excrète.

On comprend par là pourquoi les enfants mangent proportionnellement plus et plus souvent que les adultes, quoique ceux-ci perdent en somme plus que les premiers en acide carbonique et en urée.

C'est ainsi que la constance des phénomènes nous fait trouver la loi, parce qu'il devient possible de prouver que l'exception n'existait qu'en apparence. La loi n'a son entière valeur que si l'exception, qui semblait résister à l'empire de la règle, y rentre dès qu'on analyse avec soin les conditions du cas spécial qui paraissait en contradiction.

De tout ceci résulte pour la science, la conséquence forcée que la réparation se règle sur la consommation, et que le double rôle du sang est aussi désigné à juste titre chez l'enfant comme échange de substances. Et pour la pratique il en résulte que cette envie fréquente de manger n'est pas, chez l'enfant, un effet de l'ennui ou de l'impatience, mais qu'elle provient d'une opération nécessaire qui se produit dans l'intérieur du corps; et enfin, qu'il ne sert de rien de vouloir accoutumer le nourrisson, par la force de l'habitude, à manger moins et moins souvent, et qu'il faut au contraire satisfaire l'instinct, qui n'est que l'expression pure et régulière d'un échange particulier de substances, lequel produit chez l'enfant d'autres envies que chez l'adulte.

Il est donc tout à fait dans l'ordre que, dans les premiers temps, la mère présente le sein à son nourrisson aussi souvent qu'il s'éveille. Peu à peu l'enfant demande moins fréquemment, et l'œil attentif d'une bonne mère peut s'en fier à sa propre observation pour régler le moment des repas de son enfant. D'ordinaire, le nourrisson, après avoir pris le sein, peut attendre trois à quatre heures. Et l'on voit même souvent des enfants sains et vigoureux dormir la nuit six et sept heures de suite, sans que le besoin de nourriture les réveille.

Après le sevrage, l'enfant n'a nul besoin de nourriture pendant la nuit, et ceci devient même une règle pour le bas âge. Le sommeil de l'enfant est accompagné d'un échange modéré de substances. Ce qui explique pourquoi les enfants, chez lesquels le besoin de nourriture était si grand naguère, peuvent attendre facilement sans rien prendre, depuis le repas du soir jusqu'à celui du matin. Mais dans le jour, comme il faut répondre à leurs fréquentes demandes, c'est une très-bonne habitude pour la santé, de leur donner, en dehors des trois principaux repas, du pain beurré deux fois par jour. Et assurément, il n'y a pas de meilleur moyen de les habituer de bonne heure à la tempérance. Car, pour grandir, il faut que leur sang reçoive toujours la même quantité, soit qu'ils mangent trois fois ou cinq fois par jour. Mais dans le dernier cas l'estomac est moins surchargé, la digestion et la formation du sang s'opèrent plus facilement, et on a moins à redouter qu'une trop grande abondance de principes alimentaires ne vienne tout à coup envahir les tissus, ce qui pourrait avoir un résultat funeste, surtout pour le cerveau.

D'un autre côté, c'est une habitude très-dangereuse que d'obéir aux caprices des enfants, et de leur donner à chaque instant ce qu'ils demandent, pour flatter leur palais. Car comme la formation de toutes les sécrétions exige du temps, comme il faut du temps pour que l'œuf et la semence se développe, pour que le lait s'amasse, de même la salive et le suc gastrique, la bile et le fluide pancréatique ne se trouvent formés en quantité suffisante au moment du repas, que si on laisse aux glandes digestives le temps de les préparer et de les rassembler pendant l'intervalle qui sépare un repas de l'autre. Autrement, la force nécessaire de l'activité digestive fait défaut précisément à l'heure de prendre les aliments les plus importants, la soupe et la viande. A table, les enfants se plaignent du manque d'appétit ; s'ils ne mangent pas, le sang est privé des meilleurs principes alimentaires, et si on les force à manger, la digestion incomplète les rend paresseux, chétifs ou malades.

XCV

Que le lait soit l'aliment le plus convenable pour les enfants, c'est une vérité si bien établie par l'expérience qu'il ne reste plus à la science autre chose à faire que de l'expliquer.

Offrant à la fois le manger et le boire dans une juste proportion, non-seulement le lait contient dans la caséine un corps albumineux, qui se change en albumine et en fibrine et plus tard en substance collagène, en corne et en fibres élastiques, mais il possède aussi dans le sucre de lait un des corps adipogènes les plus digestibles, et dans le beurre des graisses déjà formées qui concourent à donner aux joues et aux membres des enfants leur rondeur et leur élasticité.

C'est surtout le phosphate de chaux, qui se trouve en si grande quantité dans le lait, qui en fait un aliment si convenable pour le nourrisson. Plus que tout autre aliment, le lait offre toutes les conditions nécessaires pour changer en os les cartilages de l'enfant. Le phosphate de chaux qui accompagne si constamment la caséine, se dissout facilement par l'acide lactique, et la bile change en acide lactique le sucre de lait. Ainsi le sel calcaire dissous passe du canal digestif par le sang dans les os. Le phosphate de potasse a la même utilité pour le développement des muscles.

Le lait des animaux contient les mêmes substances que celui de la femme. Peut-on remplacer l'un par l'autre ?

Une comparaison exacte entre le lait de la femme et celui des mammifères répond négativement à cette question. Car, pour nous en tenir au lait de vache, qui est le plus généralement employé, le lait de la femme contient moins de caséine, de beurre et de sels, mais en revanche beaucoup plus de sucre et d'eau que l'autre.

Or, celui qui aura suivi attentivement la description de l'échange des substances, aussi loin que je l'ai poussée jusqu'ici, ne peut plus voir rien de fortuit dans la différence de ces compositions. Il faut sans doute désigner fortement les lacunes de notre savoir, la loyauté l'exige, elle qui affranchit de la croyance les recherches de la vérité, mais aussi qui nous arme contre les doutes d'un esprit dédaigneux. Car ici encore, ainsi que nous l'avons vu tant de fois ailleurs, nous manquent les transitions multiples qui nous permettraient de suivre pas à pas les différences de la force comme différences de la matière. Tantôt on connaît la force mieux que la matière, et tantôt la matière mieux que la force. Dans mille circonstances cependant, il est démontré si clairement que la force est une propriété nécessaire de la matière, qu'une croyance superstitieuse aux caprices d'un fantôme, ou cette incrédulité qui rejette à la fois les dogmes de l'Église et les lois de l'univers, peuvent seules douter que la force ne soit un attribut tout à fait inséparable du corps, attribut qui dépend de la composition matérielle.

Qu'au moyen du lait, l'individualité de la mère se communique à l'enfant, ce n'est pas un vain préjugé, c'est une croyance rationnelle à la domination absolue d'une vérité naturelle prouvée. Et il n'y a pas de désir plus naturel que celui de voir l'enfant sucer avec le lait de sa mère la noblesse des sentiments et l'amour qui fait de la faculté de nourrir le don le plus sacré, et resserre encore les liens de la relation la plus intime entre la faiblesse de l'enfant et la tendresse de la mère.

Bien que peu considérables, il y a pourtant des différences entre le lait d'une femme et celui d'une autre. Et comme la composition du lait change avec les mois qui suivent l'accouchement, la différence devient d'autant plus grande que l'âge de l'enfant de la mère s'éloigne davantage de celui de la nourrice.

Si déjà, en général, le lait de la nourrice diffère de celui de la mère, on doit d'autant plus chercher, dans le choix d'une nourrice, le plus de rapport possible entre l'âge des enfants de la nourrice et de la mère.

Mais en tout cas, le lait d'une nourrice offre toujours plus d'analogie avec celui de la mère que le lait de vache. Ainsi le lait d'une nourrice est toujours préférable à toute nourriture artificielle. A la vérité, dans les grandes villes, les nourrices saines sont rares, et non moins rare encore est le dévouement qui leur fait nourrir un enfant étranger avec autant de soin que le leur même. Car ce n'est vraiment pas un petit sacrifice que celui par lequel une femme domine sa propre volonté et son inclination à ce point que ni le malaise du corps, ni les égarements de la passion ne viennent changer la nature du lait et nuire au nourrisson. L'irritabilité de la femme est souvent funeste à l'enfant, et, dans la nourriture multiple de l'homme, tel ou tel mets provoque plus fréquemment une indisposition que cela n'arrive chez les animaux, protégés par l'uniformité de leur nourriture et des impressions extérieures.

Par toutes ces raisons, dans beaucoup de cas douteux, l'allaitement artificiel est préférable au lait d'une nourrice. Si l'on étend le lait de vache avec un tiers d'eau et si sur 25 parties du poids du lait on ajoute une partie de sucre, on obtiendra une suffisante analogie avec le lait de la mère. Peu à peu on doit diminuer l'addition d'eau. Si l'on peut avoir du lait d'ânesse, ce qui aura lieu rarement à cause du prix, on opère la raréfaction du tout, et l'augmentation du poids du sucre d'une manière très-simple, en ajoutant une partie de lait de vache à 2 parties de lait d'ânesse qui contient beaucoup plus d'eau et de sucre.

Comme tous les liquides du corps, le lait dans le sein de la mère atteint une température de 37 degrés. A cette température les principes alimentaires sont plus facilement élaborés par les liquides digestifs. C'est pour cela qu'il faut autant que possible chauffer à 37 degrés les liquides qui servent à l'allaitement artificiel.

Quelque temps avant le sevrage, et beaucoup plus tôt si la mère n'a pas assez de lait, on donne peu à peu une nourriture plus solide. Avec des biscuits, de la fleur de farine de froment, de la fécule de pommes de terre ou de l'arrow-root, on prépare une bouillie d'abord avec de l'eau, du lait et du sucre, et plus tard avec du bouillon. En général les enfants la prennent très-volontiers. Tandis que les corps albumineux sont représentés dans le biscuit et dans la farine de froment, il ne s'en trouve dans la bouillie préparée avec la fécule ou l'arrow-root que ce que le lait ou le bouillon y en apportent. Car il ne faut pas perdre de vue que l'arrow-root ne se distingue de la fécule de pommes de terre qu'en ce qu'il consiste en grains beaucoup plus petits, et qu'il forme avec l'eau bouillante une colle plus fluide. L'arrow-root, j'y reviens, n'est pas autre chose que de l'amidon. Or, l'amidon ne représente que le groupe des principes alimentaires organiques non azotés, et parmi ceux-ci, les corps adipogènes. Mais comme les corps adipogènes seuls ne peuvent pas soutenir la vie, l'arrow-root préparé avec l'eau pure ne saurait remplacer les différentes parties essentielles du sang. Avec une bouillie préparée d'arrow-root et d'eau pure, on peut tromper l'appétit des enfants jusqu'à les laisser périr d'inanition, mais non les nourrir, et plus d'un enfant a été victime du déplorable préjugé qui fait voir dans l'arrow-root tant vanté un aliment complet.

Après le sevrage, les mélanges de bon pain et de lait avec du sucre, ou du bouillon de viande, les racines et les légumes faciles à digérer, et la soupe préparée avec la viande d'animaux jeunes, sont encore la meilleure nourriture. Quand les dents ont percé, la viande et le pain viennent peu à peu. Il faut éviter avec soin de donner aux enfants les aliments de digestion difficile, la viande grasse, le pain lourd, les fritures, les légumineuses et les épices échauffantes ; pour les boissons, l'eau, le lait et la bière légère méritent la préférence.

CHAPITRE IV

LE RÉGIME DE L'ADOLESCENT, DE L'HOMME ET DU VIEILLARD.

XCVI

A mesure que l'enfant se transforme en adolescent, la composition de son sang et de ses tissus se rapproche de plus en plus de celle de l'homme fait. Les muscles reçoivent plus de fibrine, la peau et les os deviennent plus riches en substances collagènes; dans les os et les dents, au lieu du sel de cuisine, dominent toujours plus de sels calcaires, enfin toute l'activité de l'échange de substances se modifie.

Comme partout, ici encore les dépenses du corps nous donnent la meilleure mesure de ce changement. La quantité d'acide carbonique et d'urée expulsée par les poumons et les reins est déjà plus grande chez l'adolescent que chez l'enfant, elle augmente jusque dans l'âge viril, et atteint son maximum vers la trentième année. Mais déjà vers quarante ans l'activité de l'échange des substances commence à diminuer, déjà se préparent d'importants changements de composition, changements dont les os, mieux que tous les autres tissus, peuvent nous donner une idée exacte.

Pour ce qui regarde les parties solides, on sait d'une manière générale que leur contenu d'eau et de graisse diminue avec l'âge. Par là les yeux deviennent plus secs, et la lentille, appauvrie d'eau, réfracte plus faiblement la lumière. Par là, les mains se plissent et le front se ride. Les cheveux aussi changent de composition, ce qui est indiqué par leur couleur grise, qui en fait le respectable ornement de la vieillesse. Quant aux os, on sait qu'ils deviennent toujours plus fragiles, parce que la quantité des sels y augmente d'une manière étonnante par rapport à leurs principes organiques, tandis que leur contenu d'eau et par conséquent leur élasticité diminue. Parmi les sels, c'est principalement le phosphate de chaux qui domine de plus en plus, et le carbonate de chaux diminue en proportion.

L'organe de la pensée lui-même n'échappe pas à ces profonds changements. Dans la vieillesse, le contenu de graisse du cerveau diminue, tandis qu'au rebours d'autres organes, son contenu d'eau augmente.

Peut-on alors s'étonner que les excrétions aussi changent essentiellement de nature? Ou bien, les tissus exposés aux mêmes influences pourraient-ils continuer à fournir, malgré leur composition différente, une égale quantité de produits de décomposition? Je répète ce que j'ai avancé au commencement de ce livre comme base du choix des aliments. L'égalité des hommes gît dans la différence. Et c'est seulement parce que la différence des proportions change la substance et la force de nos organes que nous pouvons être différents. Nous dépendons tous également de l'air, de la terre, des hommes, des animaux, des plantes et des minéraux. Nous ne serions jamais tous égaux à l'origine, si nous pouvions conserver cette égalité au milieu des influences différentes auxquelles nous sommes exposés. C'est sur la différence des influences que notre propre différence est fondée.

L'âge est une condition essentielle de cette différence remarquable. Les tissus offrant une autre composition, nous expirons dans la vieillesse moins d'acide carbonique, il se forme en nous moins d'urée. Plus secs et plus riches en sels, les tissus subissent plus lentement leur décomposition régulière. La décomposition diminuée témoigne d'une moins puissante activité. Le renouvellement de la substance que l'oxygène cause si abondamment, va toujours en s'affaiblissant. Il y a moins de décomposition, mais proportionnellement encore moins de composition.

Ainsi s'affaiblit peu à peu la susceptibilité pour toutes les impressions physiques et morales, et celles même qui nous excitaient autrefois le plus violemment, laissent à peine une trace dans la mémoire. Mais le vieillard est riche de la vie passée. S'il s'assimile moins dans le présent, l'expérience le pare de sa précieuse couronne. Les fruits mûrs qu'il a recueillis pour lui et pour les autres, réjouissent les

dernières années de sa vie, et augmentent les sentiments de reconnaissance pieuse qui nous font rendre
hommage à la vénérabilité de l'âge. « Au soir tardif
d'une vie longtemps agitée» Alexandre de Humboldt,
dont le nom seul est une caractéristique, dédie à ses
contemporains son *Cosmos* «dont l'idée première a
flotté en contours indéterminés devant son esprit,
pendant près d'un demi-siècle, » et avec ce livre il en-
flamme le cœur de tous ceux dont le regard sait fran-
chir les barrières qui séparent trop souvent le noble
enthousiasme pour les vues grandes et complètes,
de l'étude sèche et relativement stérile qui s'arrête
et meurt sur les détails.

Mais un tel exemple, une aussi belle figure de
l'homme ne se présente pas toujours et ne se conserve pas éternellement. Avec la diminution de force
de l'échange des substances, le flambeau de la vie
baisse peu à peu. Toujours plus lentement la substance des organes digestifs passe dans le sang, et du
sang au cerveau et aux muscles. Peu à peu l'activité
s'arrête, car tout ce qui vit porte en soi le germe de
la mort. Ces mêmes lois de l'attraction qui, à chaque
âge de la vie, modifient l'échange des substances,
nous conduisent par un enchaînement nécessaire de
la croissance à l'apogée, et de l'épanouissement à
la ruine par la décomposition. Non-seulement la
graisse et l'eau disparaissent, mais les os eux-
mêmes perdent de leur volume. Tandis qu'ils deviennent toujours plus riches en chaux et plus
pauvres en eau, toujours plus durs et plus fragiles,

14.

là peau se ride, les cartilages s'ossifient, et le cerveau aqueux perd toujours plus de la graisse qui lui est si essentielle. Cette marche incessante du développement et de la composition qui ne s'arrête qu'à la mort paraît suivre souvent une ligne circulaire. Là mémoire s'efface, même pour les impressions de la jeunesse. Et si aux infirmités de l'âge se joint un affaiblissement des sens qui paralyse la pensée, trouble le jugement, anéantit la mémoire, alors le vieillard qui nous apparaissait naguère si vénérable dans la force avec laquelle il utilisait sa vie antérieure, nous offre l'image émouvante d'un enfant qui ne sait pas s'aider lui-même. Alors la dissolution devient un bienfait, et nous tirons respectueusement le voile sur la faiblesse à laquelle n'échappe rien de ce qui est mortel.

Mais la matière est éternelle. Nous ensevelissons dans la tombe la plus noble semence, mais nous avons la certitude que la forme périssable va céder à la végétation fleurie et parfumée des champs et des prairies, pour ressusciter après des métamorphoses innombrables dans toute la vigueur d'une jeunesse nouvelle, et reprendre le travail dans lequel l'esprit de l'œuvre humaine continue à vivre parmi nous, d'une manière visible et palpable. Car éternel est cet esprit qui se manifeste dans la matière éternelle. La terre et ses habitants se rajeunissent sans cesse, parce que les choses terrestres changent éternellement.

XCVII

Comme la croissance continue pendant l'adolescence, le jeune homme a besoin de satisfaire l'appétit plus complétement et plus fréquemment que
l'adulte. La force d'attraction sur les principes alimentaires est plus grande et le sang fournit plus aux
tissus, quoiqu'en somme les excrétions fassent moins
perdre au corps que dans l'âge viril. Par conséquent,
si déjà l'homme fait a besoin de pain, de viande et
de légumineux pour entretenir dans l'échange des
substances là force nécessaire, ce besoin chez le
jeune homme est doublement impérieux.

A l'époque du passage de l'enfance à la jeunesse,
il faut pourtant se garder d'exagérer l'emploi des
mets nourrissants. Car il est dans la nature de tout
développement sain et régulier que la précipitation
ne conduise qu'à une prématurité regrettable. La
formation de la semence produit le désir. Mais la
semence se caractérise par le corps albumineux
qu'elle contient. Il s'ensuit qu'une nourriture trop
chargée de viande excite des désirs prématurés. La
vie luxueuse des riches peuple les grandes villes de
ces pâles et minces figures de jeunes hommes et de
jeunes filles chez lesquels un désir précoce a chassé
des joues l'incarnat et des membres la vigueur de la
jeunesse. La lecture de poésies exaltées et de livres

qui excitent l'imagination outre mesure, concourt aussi à éveiller avant le temps la connaissance de la différence des sexes. C'est la virilité précédant le développement de l'organisme entier qui produit ces fades amourettes de garçons, au moment où leur nature saine devrait plutôt les porter à s'éloigner fièrement des filles pour courir, loin du boudoir, s'abreuver de l'air pur des champs et des forêts, tandis qu'à l'aide des livres et de l'étude, l'activité de la pensée prendrait une direction vraiment utile. Ou plus tard le jeune homme succombe, victime d'une passion dont l'unique satisfaction naturelle est réservée à un âge plus mûr, dans notre état social. Il est vrai que bien souvent la misère empêche, au temps indiqué par la nature, la cohabitation des sexes. Et quoique de nos jours le progrès des idées tende à dispenser de subir ce retard malheureux dans l'accomplissement d'une nécessité sacrée de la nature, cependant ce triste spectacle afflige trop souvent nos yeux. Mais non moins tristes et plus tristes encore sont les suites d'un développement hâtif de serre chaude ; combien ne voit-on pas d'hommes qui de l'amour ne connaissent que les maux, et qui se sont privés, par une précipitation coupable, des meilleures de leurs joies !

Par toutes ces raisons on doit accorder à l'adolescent une satisfaction suffisante de l'appétit qui le porte vers les aliments rafraîchissants, les fruits, les légumes, l'eau et les boissons acidulées. Si avec cela il occupe convenablement son esprit, s'il bondit fier et libre au sein de la nature, alors l'échange des substances favorisera le développement égal et harmonique de tous les organes, et le jeune homme goûtera les plaisirs de la jeunesse.

Dans l'âge viril, l'observation sévère d'un régime déterminé devient moins nécessaire. L'homme dépense en acide carbonique et en eau, en urée, en acide urique et en autres excrétions autant qu'il reçoit par la nourriture et par l'oxygène inspiré. Il peut mesurer ses besoins à son appétit, qui revient plus rarement et est plus tôt satisfait que chez le jeune homme. Il faut seulement éviter les excès, et on y parvient facilement si l'on cesse de manger avant que l'appétit ne manque. L'excès est d'autant plus facile que le volume déterminé de nos poumons et la force donnée de nos mouvements bornent la vivacité de l'échange des substances. Si l'homme mange plus qu'il n'excrète, il se produit une surcharge des tissus qui nuit à leur activité autant que pourraient le faire l'appauvrissement du sang et le manque de nourriture des tissus, qui en est la suite. La graisse s'accumule, parce que l'oxygène inspiré ne suffit pas pour la brûler, et les corps albumineux ainsi que les sels prennent une consistance qui affaiblit la clarté de la pensée et son libre exercice, et qui fait diminuer avec la force des muscles le désir du mouvement. Ainsi se forment peu à peu ces natures paresseuses à penser, amoureuses du repos, obèses et peu propres dans leur structure massive à représenter la noble activité de l'esprit humain.

Sans parler pour le moment de la manière de vivre et de la température de l'air ambiant dont je décrirai plus tard les influences, la nature particulière de chaque homme mérite que l'on en tienne grand compte. A la vérité les différences et les transitions sont aussi nombreuses que la population même du globe. Les tempéraments et une certaine fixité que l'école de la vie produit dans les fonctions du cerveau déterminent les caractères. Plus cette fixité est grande, ainsi que l'énergie avec laquelle elle se déploie, plus volontiers désignons-nous l'homme sous le nom de caractère, dans le sens favorable du mot. En tant que chaque individu a sa raison d'être dans la nécessité de ses rapports avec le monde extérieur, nous pouvons observer dans chaque homme un caractère plus ou moins fortement prononcé. Mais à cause du nombre infini des transitions, la règle ne se laisse appliquer qu'aux individualités les plus tranchées.

Plus le caractère est vif, plus l'homme est facilement excité pour un temps plus ou moins long, par les impressions fortes ou faibles, et plus grande aussi est la vivacité de l'échange des substances. En général, ces hommes ont un besoin fréquent d'aliments, parmi lesquels les trop nourrissants et trop échauffants doivent être évités, parce que, comme excitants plus forts, ils augmentent l'irritabilité. Les natures violentes et passionnées le deviendront plus encore par l'usage de la venaison et d'un pain lourd, trop de légumineux, beaucoup de vin, de bière ou d'eau-de-vie, par le thé, le café et les épices échauffantes. Cet emploi d'aliments très-excitants accélère la circulation ; les tissus et surtout le cerveau sont surchargés de sang ; la peau, déjà très-remplie de sang chez ces individus, rougit encore plus, surtout aux joues. On peut tempérer cette ardeur par une nourriture et des boissons rafraîchissantes. Les fruits, les légumes et la limonade conviennent mieux aux tempéraments irritables que les boissons spiritueuses et épicées.

Au contraire, ces dernières conviennent d'autant mieux aux hommes dont l'activité cérébrale est prédominante, tandis que la faiblesse des organes digestifs, la lenteur de la formation du sang et de la nutrition les dispose à la mélancolie. A de tels hommes il faut une nourriture excitante. Comme leur digestion est lente, ils doivent choisir parmi les aliments nourrissants ceux qui se digèrent le plus facilement, la viande de poulet et de pigeon, la viande de veau et surtout les bouillons qu'elle donne, mêlés à un peu de pain léger et bien cuit, ou à un peu de légumes. Les épices, l'usage modéré d'un vin généreux, de thé et de café fort, accélèrent la digestion et par conséquent l'échange des substances ; ils produisent par là, indirectement, une plus grande uniformité dans les fonctions des divers organes, et ils exercent sur l'humeur et le caractère une salutaire influence.

Enfin, lorsque la lenteur de l'échange des substances s'étend jusqu'aux parties principales du système nerveux, sur le cerveau et la moelle épinière, lorsqu'à une irritabilité moindre se joignent des muscles flétris, une peau flasque, pâle, boursouflée, une digestion lente, une insuffisante formation du sang, en un mot, chez les phlegmatiques, il faut compléter par des épices, de la bière et du vin fort, une alimentation animale nourrissante. Les aliments végétaux, principalement les racines riches en amidon et en sucre, doivent être évités, ne fût-ce que parce qu'on trouve fréquemment chez ces individus une grande tendance aux dépôts graisseux; et comme ceux-ci sont eux-mêmes la suite d'une respiration moins vigoureuse, ils deviennent en outre la cause d'un empêchement de l'échange des substances, parce qu'une grande quantité de graisse retire aux autres éléments du sang l'oxygène nécessaire à leur combustion.

La nature du vieillard se rattache de près aux deux tempéraments que je viens de décrire. Car ici encore se présente d'abord l'activité affaiblie de la digestion. Dès que la diminution de l'échange des substances s'annonce par la diminution de l'appétit, il sera d'autant plus nécessaire pour le vieillard de choisir les aliments les plus digestibles : la viande maigre, les venaisons, les bouillons fortifiants, les légumes nouveaux, les racines riches en sucre comme les carottes méritent la préférence, tandis que les épices excitantes, le café, le bon vin vieux, une forte bière amère, pris modérément, procurent une digestion convenable.

CHAPITRE V

XCVIII

Les lois générales de l'échange des substances s'accomplissent chez la femme dans un autre cercle de développement que chez l'homme. En effet, aussitôt que la nubilité se manifeste, cesse l'accroissement de la quantité d'acide carbonique expiré, qui s'élève constamment chez le sexe jusqu'au moment où l'enfant devient femme. Aussi longtemps que dure la faculté génératrice, ce temps d'arrêt se maintient, mais quand elle a disparu, il fait place à une augmentation nouvelle, assez faible, qui commence à diminuer bientôt d'une manière continue, comme chez l'homme. Mais à toutes les époques de la vie, la quantité d'acide carbonique expiré et d'urée expulsée chaque jour est beaucoup moins grande chez la femme que chez l'homme.

Si donc la femme se distingue par un moins vif échange de substances, ses muscles moins forts, l'activité douce et calme de son cerveau qui se prête moins aux grands efforts de la pensée, mais qui est aussi moins prompte à céder aux violences des passions, apparaissent comme la suite nécessaire de conditions matérielles, bien que toute la condition de la femme dans la vie, et surtout les relations de la mère avec l'enfant, contribuent pour beaucoup à former cette individualité morale qui fait la véritable femme. La structure même du corps de la femme est la meilleure preuve que les égards et la protection, que dans tous les pays l'homme voue à la femme, ne résultent ni d'un contrat arbitrairement conclu, ni de ces vagues désirs du jeune homme se berçant de molles espérances. Quoique chez beaucoup de peuples sauvages l'exercice assidu qui augmente la force de leurs femmes conduise les hommes à les charger de travaux pénibles, cependant la femme reçoit partout le secours qui lui est nécessaire. Et lorsque dans une civilisation plus avancée, avec la conscience du besoin de secours, s'accroît chez la femme le sentiment de la dignité maternelle, chez l'homme, la force devient une protection et le secours un hommage. La vie active de l'homme, aux inclinations plus fougueuses, s'adoucit aux grâces de la jeune fille et aux vertus de la mère; elles la parent des charmes domestiques et de l'amour de l'art que la femme représente souvent dans un noble idéal. Car ce qui dédommage la femme des grands sacrifices que souvent elle s'impose, c'est que, moins exposée aux rudes orages de la vie extérieure, libre des exigences professionnelles, il lui est permis

de cultiver les facultés humaines qui, par leur harmonie parfaite, font de la personne un chef-d'œuvre.

Cet isolement intérieur conduit souvent à un per-
fectionnement complet, à ce calme doux et pur qui
élève l'âme et auquel la femme seule peut parvenir.
Mais comme sa vie est moins agitée, les contrastes
qui distinguent une femme d'une autre sont moins
tranchés. Aussi les caractères, chez le sexe, offrent-
ils une empreinte moins nette, et leur individualité
ne se trahit que dans ces transitions douces et ces on-
dulations que l'œil pénétrant d'un observateur exercé
peut seul saisir. Il sera plus difficile au peintre de rendre les traits de la femme dans leurs détails moins frap-
pants quoique distincts, et le poëte lui-même réussit
rarement à animer d'une vie véritable ses créations
dont le caractère doit se déterminer d'une manière
plus tranquille. C'est chez la femme seule que l'on
peut trouver cette aimable harmonie des qualités les
plus heureuses, dont on ne saurait dire à laquelle on
donne la préférence, parce que le développement
régulier de toutes les dispositions naturelles n'en
laisse prédominer aucune au détriment des autres.
S'il y a une ombre à ce tableau, elle serait dans cette
plus grande uniformité qui ne se trouve pas chez
l'homme, et dont l'accord plus égal de l'échange des
substances est à la fois l'effet et la cause. Les variations dans la quantité d'acide carbonique expiré,
très-considérables chez l'homme, disparaissent à peu
près, si l'on compare la femme à la femme. Par l'excrétion, toute activité est ramenée à une plus grande

égalité, comme le cercle plus restreint dans lequel se meut la vie de la femme, modère l'échange des substances et les maintient dans une égalité paisible.

Avec cet équilibre s'accorde très-bien la sensibilité plus grande qui distingue les femmes. Car la moindre vivacité de l'échange de substances exige une moins grande alimentation. Mais les aliments, aussi bien que les impressions morales, font partie des moyens d'excitation dans le sens large du mot. Plus les moyens d'excitation sont employés économiquement et rarement, et plus ils ont de puissance, mais plus vite aussi, d'ordinaire, disparaît l'effet qu'ils produisent. Or, comme l'échange des substances imprime son empreinte à toutes les manifestations de force du corps, la plupart des femmes sont facilement émues, mais elles reprennent plus vite possession d'elles-mêmes, tandis qu'une impression plus forte laisse souvent chez l'homme une empreinte plus durable.

XCIX

De cette description de l'échange de substances chez le sexe, il résulte que les moyens de réparation sont demandés en moins grande quantité que chez l'homme. Il est d'expérience générale que des aliments moins nourrissants ou moins abondants suffisent à la femme pour apaiser le besoin de nourriture. Si les jeunes filles et les femmes mangent moins que les hommes, ce n'est donc ni affectation ni caprice ; mais une rationnelle nécessité.

Pendant la grossesse pourtant, la femme devant former du sang pour elle et pour le fruit de ses entrailles, on remarque souvent un appétit beaucoup plus prononcé. Il faut le satisfaire avec des aliments d'une digestion facile et d'une haute valeur nutritive : le développement de l'enfant sera favorisé par un riche apport de principes alimentaires dans le sang de la mère, comme il serait mis en péril si une digestion difficile venait nuire à la santé de celle-ci.

Dans les premiers jours de l'accouchement, on doit choisir une nourriture moins forte pour prévenir l'inflammation ; ainsi on donne d'abord une soupe mucilagineuse et du lait d'amandes, puis, peu à peu, vers le cinquième ou sixième jour, du bouillon coupé et des aliments toujours plus nourrissants ; pendant tout le reste de la durée de l'allaitement, les aliments fortifiants sont recommandés. Comme la caséine du lait ne peut se former que des principes alimentaires albumineux, ces principes, c'est-à-dire, la viande, le bon pain, le lait, les œufs ne doivent pas surtout manquer. D'un autre côté, le sucre du lait n'est formé que par les corps adipogènes ; le beurre, par les corps adipogènes et les graisses déjà formées : les aliments les plus importants sont donc ceux dans lesquels les corps adipogènes sont richement représentés. C'est ce qui rend très-utiles pour la femme qui nourrit le pain, les pommes de terre, les châtaignes et les légumineuses préparées sous leur forme la plus digestible. Le riche contenu de sucre dans le lait de femme explique comment ces aliments amylacés augmentent le lait qui, dans beaucoup de cas, ne coule pas avec assez d'abondance. Sous ce rapport l'utilité des châtaignes est bien connue. Seulément on se trompe, si on croit que les châtaignes procurent le lait entier. Pour le former, il faut en même temps un apport de principes alimentaires albumineux plus riche que ne le fournissent les châtaignes, non-seulement à cause de la caséine du lait, mais aussi parce que l'expérience nous a appris que l'amidon et les principes du même genre sont très-facilement changés en sucre sous l'influence des corps albumineux. Cette influence est si grande qu'en général la quantité du lait correspond à la quantité des corps albumineux que la mère aura digérés.

Au contraire, une nourriture pauvre diminue le lait. Celui qui aura eu le malheur d'être appelé comme médecin auprès de nourrissons mourant de faim et qu'il ne pouvait secourir, ou celui qui jamais, avec un cœur sensible, a pu observer ou même éprouver l'intimité des rapports entre une mère et son enfant, nous accordera volontiers que le plus saint de tous les droits devrait assurer à la mère pauvre et à son nourrisson la nourriture nécessaire.

Si, en général, la mère qui nourrit doit éviter soigneusement les aliments difficiles à digérer, parce que toute indisposition de la mère peut avoir un effet nuisible pour l'enfant, elle doit se garder surtout du vinaigre et des fruits acides qui pourraient nuire en dissolvant la caséine des globules du lait. Ce qu'il y a de certain, c'est que le vinaigre pris en trop grande quantité diminue la masse du lait, et rend en outre moins nourrissant ce qui reste.

Dans tous les cas où, la mère ne pouvant nourrir, on préférera une nourrice à l'allaitement artificiel, qu'on n'oublie pas qu'il s'agit avant tout de la conserver saine, et non de la flatter et de la gâter. Trop souvent dans les ménages aisés, on cherche à bien disposer les nourrices saines et vigoureuses de la campagne, en leur donnant une nourriture trop riche et des friandises auxquelles elles ne sont pas habituées ; coutume blâmable, par suite de laquelle une digestion pénible est la première cause d'indisposition et de maladies; et c'est le nourrisson qui doit expier les appétits déréglés ou mal placés de la nourrice. Comme il n'est guère nécessaire, en général, de donner le conseil de bien traiter la nourrice, je recommande fortement qu'on la maintienne autant que possible dans toutes les habitudes de nourriture et de manière de vivre qu'elle avait chez elle, et auxquelles elle devait sa santé et un lait abondant.

Par suite de la plus grande sensibilité particulière aux femmes, elles ont ordinairement de la répugnance pour les épices et les boissons excitantes. Il est vrai qu'elles s'accoutument fréquemment au café et au thé, de manière à n'éprouver aucun effet fâcheux de ces deux boissons que beaucoup de femmes âgées aiment passionnément. Mais en général, ni le thé, ni le café, ni le vin, ni les épices ne sont utiles aux femmes. Si donc ces aliments doivent toujours être pris modérément, et le thé et le café seulement avec beaucoup de lait, on doit le recommander surtout dans toutes les circonstances où la jeune fille et la femme sont obligées de se rappeler leur sexe. Dans ces cas, le café, le thé, les épices, pris en quantité, sont nuisibles à la jeune fille, à la femme enceinte et à celle qui nourrit.

Pour le thé et le café, il y a encore à prendre une précaution toute particulière. On a observé chez les animaux que les femelles mettent bas tout à coup après avoir pris de la théine. La théine se trouvant dans le thé et dans le café, les femmes enceintes ne doivent faire de ces deux boissons qu'un usage modéré.

CHAPITRE VI

RÉGIME DE L'OUVRIER.

C

Un échange de substances plus vif augmente la force des muscles. Mais en retour, les efforts musculaires élèvent l'activité des excrétions. Celui qui fouille la terre avec la bêche, qui manie le marteau, dompte les chevaux, ou qui simplement s'agite à l'air libre, celui-là non-seulement transpire davantage, mais il expire aussi plus d'acide carbonique, et expulse plus d'urée que l'oisif qui amasse de la graisse et de l'albumine dans la nonchalance du repos.

Un véritable développement de forces est nécessairement lié à un rapide échange de substances. Mais cet échange consiste en excrétions et en réparations. Car échanger, c'est recevoir et dépenser. Ce n'est pas l'immobilité de la substance qui augmente l'activité. J'ai déjà dit que, bien que la présence de la substance soit la condition de toute activité, c'est pourtant la vivacité du mouvement de la substance qui seule vivifie les manifestations de la force. C'est pour cela que les membres qu'on laisse reposer s'affaiblissent. Et en retour, tout l'avantage de l'exercice consiste en ce que les efforts des muscles augmentent l'excrétion ; l'excrétion augmentée excite la nutrition des tissus ; et ces deux fonctions accélérées éveillent, avec l'appétit, le besoin d'une nouvelle formation du sang. Un rapide échange de substances élève la force des organes, comme, en retour, les efforts des membres favorisent l'échange des substances.

Mais pour arriver à ce but, une riche réparation est une condition indispensable. Il est donc également contraire aux lois de l'économie et à celles de l'humanité que ceux qui demandent aux ouvriers et aux journaliers un travail pénible, ne satisfassent pas convenablement le besoin plus fréquent et plus grand de nourriture chez leurs travailleurs. Car, pour que le travail prospère, avant tout le travailleur doit prospérer. Une nourriture insuffisante lui ôte ses forces et le rend paresseux. Et le maître qui nourrit mal son ouvrier, perd plus dans la force de son bras que ne lui coûteraient les aliments avec lesquels il augmenterait la valeur de son travail et le sentiment de sa dignité personnelle. Regardons encore une fois l'exemple de l'Angleterre. Sans doute on y voit des milliers d'ouvriers de fabrique livrés à la faim et à la misère, et leurs plaintes vives et toujours croissantes montent sans cesse vers les palais des riches. Mais l'Angleterre possède aussi une grande quantité de travailleurs qui doivent à la fortifiante viande de bœuf la vigueur de leurs membres et l'excellence des produits de leurs mains industrieuses.

Quiconque est astreint à un travail manuel, fatigant, a droit à une nourriture fortifiante. Et comme dans un puissant échange de substances, la digestion, ainsi que toutes les autres fonctions, sont vivifiées, ici trouvent leur place, outre la viande, le pain riche en gluten et les légumineuses ; parmi les viandes, la viande de bœuf riche en fibrine ; en un mot, les aliments de digestion même difficile. Ils méritent même tout spécialement la préférence, si les circonstances ou le genre d'occupation rendent impossible de satisfaire sur-le-champ l'appétit qui revient dans un espace de temps plus court. Comme les aliments difficiles à digérer mettent plus de temps à faire partie du sang et des tissus, ils subissent aussi plus lentement la décomposition qui les fait passer dans les matières excrétées. Ainsi, la faim reste plus longtemps apaisée, la faim qui, malgré les démentis obstinés des bourgeois et des doctrinaires aveuglés par leur propre bien-être, est dans mille circonstances un ennemi toujours à l'affût, dont la menace permanente agite sans cesse le père de famille inquiet. Dans ces conditions, le fruit des légumineux est une consolation efficace pour la misère. Mais celle-ci ne sera complétement extirpée que le jour où nul homme ne s'arrogera plus le droit d'entretenir par charité son semblable, et que chacun reconnaîtra à tout autre le droit de gagner par son travail une nourriture suffisante.

Non-seulement les efforts physiques augmentent la dépense d'acide carbonique et d'urée, mais la quantité d'eau qui est expulsée s'accroît autant dans l'excrétion des poumons et des reins que dans celle de la peau et des glandes sudorifères. La perte de l'eau augmente surtout dans les professions qui causent une évaporation plus abondante par la muqueuse de la langue, de la gorge et des poumons ; par exemple, la parole ou la lecture, le chant ou l'usage des instruments à vent : c'est pour cela que les professeurs et les lecteurs, les chanteurs et les trompettes, les verriers et les crieurs publics sont souvent altérés, ainsi que tous les ouvriers dont la profession exige qu'ils s'exposent à une chaleur qui excite l'activité de la peau, ou qui augmente extraordinairement la transpiration. C'est là ce qui excite la soif chez les verriers, et la ramène à de si courts intervalles chez les forgerons, les fondeurs, les raffineurs de sucre, les cuisiniers, les boulangers, et chez les jardiniers qui travaillent dans les serres chaudes. En revanche, la soif est moins grande chez les pêcheurs et les bateliers, qui vivent ordinairement dans une atmosphère humide, où l'homme perd moins d'eau par la peau et les poumons. Si les bateliers usent volontiers de l'eau-de-vie et d'autres boissons spiritueuses, il y a pour cela une autre raison. C'est d'abord que la nourriture mesquine à laquelle ils sont si souvent réduits se conserve plus longtemps, parce que l'alcool applique à sa propre décomposition l'oxygène inspiré, et ensuite que la graisse, que l'alcool aide à économiser, les protége contre les intempéries des saisons auxquelles ils doivent fréquemment s'exposer.

La bonne bière partage ces avantages avec les boissons alcooliques, et elle y joint cette utilité, qu'elle apaise la soif par son riche contenu aqueux. Aussi cette boisson et l'eau sont-elles à recommander pour apaiser la soif fréquente que cause un labeur fatigant. C'est donc une très-louable coutume que de rafraîchir par un verre de bière, le matin et l'après-midi, les ouvriers qui doivent se livrer à un travail actif, car la bière égalant les fruits pour le contenu d'albumine, complète ainsi, et même directement, la nourriture.

CHAPITRE VII

RÉGIME DES ARTISTES ET DES SAVANTS.

CI

Si le cerveau est soumis, comme tous les autres tissus du corps humain, aux effets de l'échange de substances, il est clair que chez cet organe principal du système nerveux, l'excitation de l'activité doit augmenter les produits de décomposition. Ainsi, le besoin de nourriture est excité par toutes les impressions et les passions, les manifestations de force de l'esprit, l'espoir et la joie, la colère et l'ambition, l'attente inquiète et l'amour heureux. De même, l'échange de substances sera accéléré par les mouvements puissants de la volonté, de l'imagination, et par les efforts de la pensée. Cela n'empêche pas, il est vrai, qu'une impression ne puisse remplacer ou dominer toutes les autres. On voit souvent des hommes que l'amour et la joie, la colère ou l'inquiétude empêchent de manger, ou chez lesquels la sensation de la faim n'est pas perçue pendant tout le temps que dure l'excitation de la pensée ; mais la faim et la soif ne peuvent être que passagèrement suspendues, et bientôt après elles rentrent dans leurs droits avec une nouvelle force.

On croit généralement que l'activité de l'esprit n'augmente pas la consommation de la substance. C'est une erreur, et elle provient de ce qu'on se révolte volontiers contre l'observation qui nous montre si impérieusement la force inséparable de la matière. Car, même parmi ceux qui se sont voués exclusivement à l'observation de la nature, combien n'en est-il pas qui se complaisent à subtiliser sur les entités qu'ils cherchent ou derrière la matière, ou au-dessus d'elle ! Et combien est petit le nombre de ceux qui se font une idée claire de cette proposition acquise à la science depuis Spinosa, que la somme de toutes ses propriétés forme l'entité d'un corps ! Que de fois n'a-t-on pas vu des esprits philosophiques, dans un moment d'abandon, énoncer naïvement, pour un cas spécial, la pensée que la valeur de leurs productions dépend de la substance incorporée au cerveau par le moyen des aliments. Mais aussitôt qu'on élève à la généralité d'une loi le hasard apparent de ce cas spécial, ils reculent effrayés devant l'importance de leur propre pressentiment, et ils fuient la clarté d'une conviction à laquelle seule ils pouvaient devoir le repos.

Cette nuageuse séparation de la matière et de la force qui, poussée à l'extrême, devrait accorder aussi à l'acier et à l'ambre un esprit incorporel, n'est point la seule cause de l'erreur si répandue, qui fait croire que la matière n'est pas usée par les créations de l'imagination et les combinaisons de la pensée. On compare souvent l'artiste et le savant avec l'ouvrier dont le corps fatigue, au lieu de les comparer avec les hommes qui vivent dans une tranquille indolence, également paresseux à sentir et à penser. On oublie ainsi trop facilement que, chez l'artisan habile, l'activité intellectuelle ne manque pas, tandis que chez la plupart des artistes et des savants, l'échange de substances excité par les efforts de l'esprit est modéré par leur vie sédentaire. Cependant, la tension de l'esprit augmente l'excrétion des sels uriques, élève la température du corps et accroît le besoin de réparation. Les artistes et les savants doivent, aussi bien que les ouvriers, compenser par un apport de principes alimentaires ce surcroît de consommation qui change les parties de leur cerveau en produits de décomposition et d'excrétion. Chacun sait que, malgré leur vie sédentaire, les artistes et les savants sont très-rarement atteints d'obésité, et personne ne s'attend à trouver chez les hommes d'une grande activité intellectuelle, distingués par leurs productions dans les arts ou les sciences, cet amas des parties solides des tissus que l'on remarque chez ceux dont les douceurs d'une vie oisive forment l'unique souci. Un gros ventre, une face large et charnue peuvent indiquer un moine ou un Sybarite fainéant, mais non un savant ou un artiste. L'excès de graisse dans le sang du cerveau paralyse la pensée, et verse du plomb sur les ailes de l'imagination.

La vie sédentaire alourdit la digestion et la formation du sang, et modère la décomposition qui précède l'excrétion augmentée par l'activité du cerveau ; aussi les artistes et les savants ont-ils à choisir, dans les limites d'un régime nourrissant, les aliments les plus faciles à digérer. Le pain bien cuit, la viande maigre, les légumes jeunes et les racines digestibles conviennent aux penseurs et aux poëtes, tandis que les légumineux, le pain lourd, les mets de farine et la viande grasse font ces hommes d'État à face maigre, à mine sombre, dont la farouche humeur met un crêpe à toutes les joies de la vie, et qui ne voient de protection et de salut pour la civilisation que dans le fouet et les chaînes.

Les aliments épicés et les boissons excitantes sont doublement à recommander à tous les hommes qui travaillent du cerveau, pourvu qu'ils ne fassent abus ni des uns ni des autres. Pris modérément, les épices, la bière et le vin, le thé et le café excitent une sécrétion plus abondante des différentes glandes digestives. Ils favorisent ainsi la digestion qui s'opère ordinairement avec une grande lenteur dans la vie sédentaire. Ceci est un côté de leur utilité.

L'autre côté concerne directement le cerveau. Comme son activité prédomine chez les penseurs et les poëtes, il s'agit de procurer à l'organe de la pensée une excitation toujours nouvelle. Pour cela, les épices, le vin, le café et le thé sont des excitants convenables : ils donnent un essor plus élevé à l'activité qui crée les images ou qui relie les pensées pour en former un jugement. Plus on répétera l'emploi des excitants, plus à chaque fois, pour obtenir le même résultat, il faudra en augmenter la dose. Mais ce besoin toujours croissant émousse leur effet; la fréquente répétition des excitants produit l'épuisement, et l'organe épuisé ne peut plus remplir ses fonctions dans toute leur étendue que lorsqu'on fait agir de noùveau les excitants dont l'usage est devenu un besoin par l'habitude. Beaucoup de savants ne réussissent au travail qu'après avoir excité l'activité du cerveau par quelques tasses de thé ou de café, et dans des circonstances rares, par le vin. Je dis, des circonstances rares : en effet, tandis que le thé, par son action sur la force du jugement, convient plus particulièrement aux savants, tandis que le café, qui anime en même temps la force de la pensée et celle de l'imagination, s'adresse à la fois aux savants et aux artistes, le vin est la boisson favorite de ces derniers qui demandent avant tout à la réparation d'exciter la fantaisie, d'aiguiser les sens et la mémoire, et de favoriser la combinaison des idées.

A la condition de se tenir dans certaines limites, le corps ne souffrira pas de l'usage des excitants. Mais si l'emploi est poussé jusqu'à ce que l'épuisement émousse complétement leur effet, les moyens d'excitation les plus énergiques, même prodigués, finissent par perdre toute leur vertu. Et comme l'habitude en a fait un besoin, il se produit inévitablement un relâchement nerveux dont on reconnaît les

tristes suites chez quelques savants moins raisonnables qu'ils n'auraient dû l'être, et chez quelques
artistes extravagants. L'excitant n'agit plus, et c'était
à lui cependant que les organes affaiblis devaient
ce qui leur restait d'activité. Le malheureux l'appelle encore à son aide, jusqu'à ce que des maladies
graves de l'estomac paralysent entièrement la digestion. Avec la digestion, la formation du sang et la
nutrition sont troublées, et avec celles-ci disparaissent la clarté de la pensée, l'acuïté des sens et l'é-
lasticité des muscles.

CHAPITRE VIII

LE RÉGIME D'ÉTÉ ET LE RÉGIME D'HIVER.

CII

Lorsqu'on examine l'étonnante diversité de manière de vivre des peuples qui habitent les tropiques, les climats tempérés et les régions du Nord, on est conduit à supposer que la chaleur doit exercer sur l'échange des substances une influence essentielle.

Et cette supposition est devenue une certitude. Déjà depuis longtemps on sait que l'évaporation par la peau prédomine dans la chaleur, tandis que, par le froid, il y a plus d'excrétion d'urine. Cette augmentation d'urine qui, à l'état sain, se répète pendant tout l'hiver, est accompagnée d'une plus abondante formation d'urée. Si l'on y ajoute, ce qui est prouvé par des observations exactes, qu'une chaleur plus grande amoindrit la quantité d'acide carbonique expiré dans un temps déterminé, et qu'ainsi les deux plus importants produits de décomposition sont diminués, il restera hors de doute que l'excrétion décroît en été et s'accroît en hiver. Or, à l'excrétion correspondent la nutrition, la formation du sang et la digestion. Et la conséquence nécessaire, vérifiée d'ailleurs par l'expérience de tous les jours, sera que l'on digère moins et plus lentement en été.

L'atonie qu'entraîne avec elle une transpiration abondante, rend encore plus paresseuse la digestion. La formation du sang et la nutrition des tissus perdant de leur activité dans la même proportion, nous sommes moins propres à toute espèce d'efforts en été qu'en hiver. Et comme cette différence se fait remarquer bien plus distinctement, si un rapide échange de substances cause tout à coup un grand changement dans l'excrétion, on s'explique sans peine pourquoi une promenade ou un mouvement quelconque plus violent nous fatiguent promptement, lorsque le temps froid et humide avec lequel l'hiver nous fait d'ordinaire ses adieux, cède subitement la place aux belles et chaudes journées du printemps. Il faut d'abord que nous nous soyons habitués peu à peu à un moins rapide échange de substances, pour que cette surabondance de vie qui pare le monde végétal d'une verdure nouvelle et qui éveille au fond des bois les plaintes amoureuses du rossignol, se fasse aussi sentir en nous. Mais comme le mouvement de la matière est ralenti, toutes ces impressions, en nous élevant, nous invitent bien plutôt à des jouissances tranquilles qu'à une puissante activité. Si le nom du doux *far niente* a été inventé sous le ciel pur et chaud de l'Italie, chez nous les charmes d'un sentiment paisible, dont une ardeur laborieuse trouble plus rarement la douceur, sont un privilége du printemps. Mai est le mois de l'amour.

En automne, au contraire, quand à ces jours d'été dont la chaleur étouffante nous accablait, succède tout à coup un temps plus froid, mais clair et serein, nous nous sentons excités à une activité allègre. Le mouvement plus vif de la matière emporte aussi le travail dans son tourbillon, et souvent nous voyons terminer en peu de jours ce qui traînait depuis des semaines, sans que nous pussions trouver ni la bonne disposition ni la force nécessaires pour l'achever.

A la vérité, c'est surtout dans la vie du cerveau que se font sentir ces différences. Ces travailleurs, dont les membres vigoureux fatiguent sans cesse, ne connaissent pas le repos, même au printemps. Et grandement ont-ils raison. Car dans le cercle éternel de causes et d'effets où se renferme l'échange de substances, ils hâtent encore par leur travail actif le mouvement de la matière. Tandis que l'ouvrier, dont la main doit le nourrir, lui et les siens, ne se repose jamais, le laboureur épie les signes d'appel que lui envoie la moisson, arrachée par son labeur opiniâtre aux entrailles de la terre, et il ne redoute ni la chaleur ni la fatigue.

Aucune influence ne passe près de nous sans nous toucher. Si donc, en été comme en hiver, la profession et l'âge, l'habitude et le sexe, sont, aussi bien que la chaleur, la condition du choix des aliments,

il est facile cependant d'établir des règles détermi-
nées, en examinant séparément la chaleur et le
froid dans l'enchaînement de leurs effets.

En été, le besoin de nourriture est moindre, parce
que la consommation diminue. Ainsi, l'on prendra
une moindre quantité d'aliments, ou mieux encore
des aliments moins nourrissants mais plus digestibles; la viande des jeunes animaux, les légumes
nouveaux, les racines riches en sucre, les fruits et la
salade sont avec raison préférés en été. La préférence
donnée aux boissons rafraîchissantes en été est aussi
très-raisonnablement fondée, parce que la chaleur
cause souvent des congestions passagères, et que la
décomposition moindre de la substance des tissus,
particulière à la saison chaude, ralentit la transformation du sang. Des boissons acides rafraîchissantes
et clarifiantes, le jus de la groseille, du vinaigre de
framboise et l'eau combattent cette disposition. En
revanche, les congestions sont augmentées par les
boissons échauffantes et les épices. L'excès des boissons spiritueuses est donc doublement nuisible en
été; car, en outre, l'alcool enlève aux parties du
corps l'oxygène inspiré, indispensable à leur décomposition et aux fonctions de nos organes. Il faut donc
en été choisir seulement les bières légères et les
vins qui contiennent peu d'alcool. Pour les épices,
il faut en user modérément, ou se les permettre
seulement alors qu'une excitation particulière de
l'activité digestive est à désirer.

Les dépenses plus considérables que l'on remarque en hiver exigent impérieusement une recette plus riche. Aussi faut-il satisfaire ce plus grand besoin de nourriture, et l'on choisit avec raison des aliments plus nourrissants et plus difficiles à digérer. Ces derniers seront facilement maîtrisés par la force digestive plus active, leur effet sera plus durable, car le riche contenu de principes alimentaires qui se trouve dans les mets plus nourrissants, se change peu à peu en parties du sang et est conduit au sang avec plus de lenteur. Les mets de farine abondants en gluten, les légumineux secs, la viande de porc grasse se supportent mieux en hiver qu'en été. En hiver, la combustion qui transforme la graisse en acide carbonique et en eau s'opère plus facilement, comme le prouve l'augmentation de l'acide carbonique expiré dans cette saison. L'oxygène que nous inspirons alors a une action plus puissante. Quoique les graisses, à cause de leur riche contenu de carbone et d'hydrogène, soient facilement combustibles, elles diffèrent cependant des corps albumineux et des corps adipogènes en ce qu'elles ont besoin, pour être brûlées, d'une plus grande quantité d'oxygène. C'est pour cela qu'en été et dans les pays chauds, la graisse des aliments, sur laquelle l'oxygène a moins d'action, est plus difficilement élaborée. Et si, dans les régions tropicales, on préfère les corps adipogènes aux graisses déjà formées, cette coutume est fondée sur une loi naturelle. Déjà du temps d'Hérodote, dans les pays chauds, on se nourrissait principalement de végétaux. Les habitants des îles de la mer Pacifique ne mangent que rarement du poisson et des coquillages ; le porc et la volaille sont réservés pour les fêtes. Chez les nègres, les aliments ordinaires sont le riz, le millet, le maïs et les racines riches en amidon. Le riz est la principale nourriture de tous les peuples des tropiques. Nous trouvons ici l'exemple d'une coutume qu'on taxe souvent de superstition, tandis qu'elle est fondée sur une base très-raisonnable. J'ai déjà dit que, pendant les grandes chaleurs, la graisse est moins décomposée par l'activité diminuée de nos poumóns; et c'est par un juste pressentiment de cette loi naturelle que, dans la basse Italie, pendant l'été, et chez les Juifs, en Palestine, l'usage de la viande de porc est défendu. L'obéissance ne devient superstition que si elle se prolonge encore quand la raison sur laquelle se fondait la loi a disparu.

On doit, en été, éviter principalement tout ce qui arrête l'oxygène si utile aux parties organiques du corps, et d'un autre côté, il faut choisir, en hiver, les aliments qui modèrent la décomposition de nos tissus par l'oxygène. Ainsi, non-seulement on supporte, en hiver, une plus grande abondance d'aliments gras, mais encore on préfère les boissons dont la richesse en alcool préserve les substances de notre corps. Il me reste toujours à comprendre comment des naturalistes peuvent prêcher l'abstinence de l'alcool, lorsque je remarque que l'usage des boissons spiritueuses augmente à mesure que l'on se rapproche du pôle. Tandis que l'Allemand du Sud se contente de la quantité d'alcool contenue dans la bière ou le vin, déjà l'Allemand du Nord, le Hollandais et l'Anglais boivent fréquemment de l'eau-de-vie. En Russie, en Suède, en Norwége, l'usage de l'eau-de-vie est infiniment plus répandu. Dans un cours public très-instructif donné à Mayence, M. de Kittlitz exposa que les Kamtchadales, renommés par leur respect pour la propriété, volent souvent de l'eau-de-vie, mais ensuite le voleur avoue, avec une ingénuité d'enfant, qu'il n'a pas pu faire autrement ; ils ne prennent jamais que ce dont ils ont besoin. Cette augmentation régulière de la consommation d'alcool correspondant aux conditions du climat, aurait dû faire découvrir une base raisonnable pour l'usage populaire qui, dans ces derniers temps, se trouve complétement justifié par la science même. D'un côté, l'usage de l'alcool est une nouvelle source de développement de chaleur, par suite de laquelle les aliments sont plus longtemps conservés, et d'un autre côté, il préserve le coussin de graisse qui est sous la peau, et qui, comme mauvais conducteur de la chaleur, protége efficacement les organes contre le froid extérieur. Les voyageurs qui ont visité les mers polaires sont unanimes pour assurer que les Européens, dans ces parages, ne sauraient se passer de boissons spiritueuses. Dans les contrées basses, froides et humides, l'expérience de tous les temps en a prouvé l'utilité.

Mais la science aussi bien que l'expérience proscrivent l'excès. Après un usage abondant des boissons spiritueuses, on a trouvé le sang des artères semblable à celui des veines. Et ainsi s'expliquent les cas de suffocation observés chez les hommes et chez les animaux. Il est clair que l'oxygène que l'alcool absorbe pour se changer d'abord en acide acétique et en eau, et ensuite en acide carbonique et en eau, n'arrive pas aux substances du sang. De l'union de ces substances avec l'oxygène dépend la transformation du sang veineux en sang artériel, une des plus importantes conditions d'un échange normal des substances.

Il faudrait appuyer sur ce point et y revenir toujours. Car le meilleur moyen de préserver ses semblables de l'excès, c'est de leur expliquer clairement que les suites funestes de l'excès sont fondées sur une loi naturelle, nécessaire, et qu'elles sont par cela même inévitables.

Une raison éclairée est la seule base de toute véritable moralité. Par l'abolition, on fait des esclaves d'une promesse déraisonnable, et on ne traite pas l'homme mieux que l'animal que l'on retient à l'écurie pour l'empêcher de courir trop loin.

CONCLUSION

L'homme étant formé par toutes les relations dont j'ai essayé de décrire l'influence sur le choix de la nourriture, les règles posées dans ce livre ne peuvent pas être prises isolément. L'homme est le produit, ou mieux encore, la somme de toutes les influences qu'exercent sur l'ensemble de son être, la famille, la patrie, l'âge, le sexe, la profession, les relations sociales, l'heure du jour, l'époque de l'année, l'état de l'atmosphère et les habitudes. Aussitôt que l'on veut déterminer, d'après une de ces influences quelconque, le choix des aliments, on est conduit à moins tenir compte des autres, et la règle prend ainsi un caractère trop étroit.

Mais pour enseigner, il faut séparer. Et comme les conditions dans lesquelles les circonstances énumérées plus haut exercent en commun leur effet, sont aussi nombreuses que les individus eux-mêmes, il faut abandonner au jugement de chacun le soin d'approprier dans chaque cas particulier le régime à l'ensemble de son être.

Tout ce que j'ai dit s'applique simplement à l'état de santé. Mais dans la maladie, dira-t-on ? — N'est-ce pas précisément quand notre organisme s'écarte, dans ses fonctions, de l'état moyen de santé, qu'un bon choix des aliments a le plus d'importance? Et cependant ce livre ne contiendra aucun enseignement qui s'y rapporte.

Autant je suis convaincu qu'un Traité du régime pour l'homme sain peut être utile au peuple, autant j'ai la certitude que je ne ferais que nuire, si je voulais ajouter ici des règles pour le choix des aliments dans l'état de maladie. La seule règle que l'on puisse poser utilement pour la vie journalière, c'est que l'intempérance peut être la source des maladies les plus diverses. Ce précepte a sa valeur dans la généralité la plus large pour tous les aliments possibles. Et cette généralité me dispense d'expliquer ici pourquoi, par exemple, l'abus du fruit, en automne, peut amener la dyssenterie, un usage immodéré de viande, la formation de la pierre, un excès de boissons alcooliques, la goutte ou le cancer de l'estomac. En pratique, cette tentative ne serait d'aucune utilité réelle, et devant la science, elle ne saurait se défendre. Car il est absolument impossible, au point où la science en est arrivée, de représenter dans un livre destiné à tous le rapport étroit de l'excès, comme cause, avec les maladies les plus différentes, comme effet. Un semblable travail exigerait que l'on entrât profondément dans tous les détails et qu'on se livrât à une appréciation si étendue de toutes les conditions de notre corps, que, trop superficielle, elle perdrait toute sa valeur, ou trop approfondie, sa clarté. La doctrine des causes de maladies suppose une connaissance complète des maladies elles-mêmes , et celle-ci exige que l'on soit familiarisé avec les lois les plus importantes de toutes les sciences naturelles.

Si l'on peut dire ceci de la connaissance des causes de maladie, on peut bien mieux encore le dire de la direction du régime pendant la maladie elle-même. Il faut avoir consacré toute sa vie et toute sa force observatrice et méditative à l'étude des conditions de l'homme en santé et en maladie, pour unir au savoir nécessaire le discernement critique qui fait choisir les aliments appropriés à tel ou tel état de maladie chez chaque individu. Car ici encore il s'agit d'apprécier exactement le pays et les mœurs, l'air et le temps, l'âge et le sexe, les habitudes et les occupations, la famille et les relations. Et de même qu'on ne demandera pas au médecin qu'à la connaissance des lois qui règlent les influences auxquelles notre corps est soumis, il ajoute la jurisprudence ou un métier ; de même ceux qui, par les devoirs de leur profession, sont détournés de l'étude de ces lois, devront sentir que l'application arbitraire de quelque expérience isolée, nécessairement incomplète, ne peut valoir la certitude éclairée d'un médecin agissant d'après les règles qu'il emprunte à la connaissance des lois de la nature. Qui voudrait confier sa santé au hasard, s'il réfléchit que chaque détermination a des suites nécessaires et que l'expérience la plus large, aidée d'un jugement éclairé, peut seule espérer, avec quelque certitude, d'obtenir l'effet que l'on désire pour le cas particulier? Qu'on laisse donc au médecin ce qui appartient au médecin, sans négliger toutefois d'étudier et de comprendre pour l'état sain les règles de vie raisonnables que la science nous donne ; car on n'obéit volontiers qu'à la loi qu'on a comprise.

Si le manger et le boire fournissent la matière qui, en nous, se décompose et se meut, qui, en nous, sent et pense, d'un autre côté, la nature et les hommes produisent sur nos sens une impression si continue que la matière de notre corps n'a pas une seconde de stabilité. Dans un mouvement perpétuel se pressent les sensations et les pensées, le vouloir et l'action, et si rien ne se manifeste que dans la matière, si tout effet ne se communique que de matière à matière, l'impression de la parole et des sens, que nous ne saurions saisir, de la lumière et des couleurs, que notre main ne saurait toucher, s'étend aussi loin, et souvent même plus loin, que les changements inévitables que la nourriture produit en nous. Il appartient au sage de reconnaître cette dépendance, et la vraie piété consiste à conserver avec amour les sentiments de l'étroite union qui relie l'individu au monde entier. Schleiermacher a dit avec raison que le sentiment de cette dépendance de l'individu est la véritable base de toute religion.

FIN

INDEX

FIN DE L'INDEX.

TABLE DES MATIÈRES.

PREMIÈRE PARTIE.

Des aliments solides.

DEUXIÈME PARTIE.

Des boissons.

TROISIÈME PARTIE.

Des assaisonnements.

LIVRE TROISIÈME.

Du régime.

FIN DE LA TABLE DES MATIÈRES.

Corbeil, typ. et stér. de Crété.

www.ingramcontent.com/pod-product-compliance
Lightning Source LLC
Chambersburg PA
CBHW061443060726
47597CB00002B/448